Diabetes tipo 2 libro de cocina y plan de acción

El libro de cocina de la dieta para diabéticos para principiantes y el plan de acción de Kickstarter definitivo Guía para la diabetes con reversión natural + Recetas para diabéticos tipo 2 comprobadas, fáciles y saludables

Por Jennifer Louissa

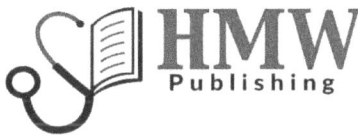

HMW Publishing

Para obtencr más libros visite:

HMWPublishing.com

Consigua otro libro gratis

Quiero darle las gracias por comprar este libro y ofrecerle otro libro (largo y valioso como este libro), "Errores de salud y de entrenamiento físico que no sabe que está cometiendo", completamente gratis.

Visite el enlace siguiente para registrarse y recibirlo: **www.hmwpublishing.com/gift**

En este libro, voy a desglosar los errores más comunes de salud y de entrenamiento físico que probablemente usted esté cometiendo en este momento, y le revelaré cómo puede llegar fácilmente a la mejor forma de su vida.

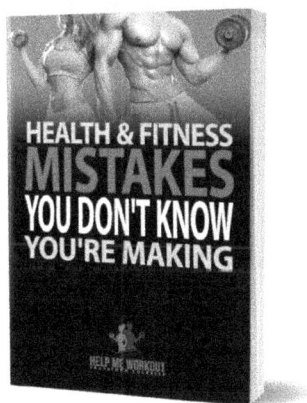

Además de este valioso regalo, también tendrá la oportunidad de obtener nuestros nuevos libros de forma gratuita, participar en sorteos y recibir otros correos electrónicos de mi parte. De nuevo, visite el enlace para registrarse:

www.hmwpublishing.com/gift

Tabla de contenido

Introducción

A decir verdad - la diabetes es equivalente a historias de luchas. Y la primera lucha fue procesar el hecho de que usted está en la etapa prediabética. Nunca es fácil. Cuanto más se piensa acerca de la enfermedad, más se piensa en "qué pasaría si".

Una realidad que las personas que viven con diabetes necesitan tratar es cómo llegar a un acuerdo con la enfermedad diariamente. ¿Qué hacer? ¿Qué no hacer? ¿Qué comer? ¿Cómo no sufrir? Y la lista de preguntas sigue. Puede ser bastante agotador en algún momento, sobre todo cuando se pierden por completo en el proceso.

Pero, una cosa es cierta: se necesita determinación a lo largo del proceso. Es necesario para superar su miedo a esta enfermedad y para poder manejarlo. Lo más importante es que usted necesita un plan de acción. En otras palabras, necesita esa arma para destruir lo que podría destruirlo desde adentro. Sí, un plan de acción que implica sus pequeños objetivos. Su objetivo final es revertir su etapa de prediabetes. Sus pequeños objetivos, por otro lado, deben dirigir sus pasos sobre cómo lograr un equilibrio entre sus alimentos, actividades físicas y medicamentos para combatir las repercusiones de esta condición.

Tenga en cuenta que la diabetes es una enfermedad de por vida. Cuando usted no pueda revertir la etapa prediabética, se encontrará luchando contra un monstruo más grande. Ámese más a sí mismo, y este libro le ayudará y le guiará sobre cómo puede hacerlo correctamente. Con el plan de acción correcto en la mano, usted podrá hacerse cargo de su vida.

Además, antes de comenzar, le recomiendo unirse a nuestro boletín informativo por correo electrónico para recibir actualizaciones sobre cualquier próxima publicación o promoción de un nuevo libro. Puede registrarse de forma gratuita y, como prima, recibirá un regalo gratis. ¡Nuestro libro "*Errores de salud y de entrenamiento físico que no sabe que está cometiendo*", completamente gratis."!

Este libro ha sido escrito para desmitificar, exponer lo que se debe y no se debe hacer y, finalmente, equiparlo con la información que necesita para estar en la mejor forma de su vida. Debido a la abrumadora cantidad de información errónea y mentiras contadas por las revistas y los autoproclamados "gurús", cada vez es más difícil obtener información confiable para ponerse en forma. A diferencia de tener que pasar por docenas de fuentes parciales, poco fiables y no fiables para obtener su información de salud y estado físico. Todo lo que necesita para ayudarlo se ha desglosado en este libro para que pueda seguirlo fácilmente y obtener resultados inmediatos para alcanzar sus objetivos de actividad física deseados en el menor tiempo posible.

Una vez más, para unirse a nuestro boletín gratuito por correo electrónico y recibir una copia gratuita de este valioso libro, visite el enlace y regístrese ahora: **www.hmwpublishing.com/gift**

Capítulo 1: La verdad sobre la diabetes

¿QUÉ ES LA DIABETES Y QUÉ NO ES?

¿Qué es la diabetes? Esta es probablemente la primera pregunta que se le pasó por la cabeza cuando su médico le dijo que se encontraba en la etapa "prediabética". Probablemente haya escuchado acerca de la enfermedad varias veces, pero no sabe qué es o cómo se desarrolla.

Cuando comemos, la comida se procesa y se convierte en glucosa (azúcar). Nuestro cuerpo luego usa la glucosa como fuente de energía. Nuestro páncreas, por otro lado, produce insulina que permite que la glucosa entre en las células del cuerpo. Cuando se le diagnostica

con diabetes o en la etapa prediabética, podría significar :
o su cuerpo no produce suficiente insulina o su cuerpo no
puede usar bien la insulina. Cuando esto sucede, la
glucosa luego se acumula en su sangre, y esto es cuando
usted desarrolla diabetes.

La diabetes, por definición simple, significa que su
nivel de azúcar en la sangre aumenta demasiado. Aunque
su sangre necesita azúcar para energizarlo, una gran
cantidad puede ser perjudicial para su salud en general.
Específicamente, puede dañar varios órganos de su
cuerpo, incluidos los riñones, el corazón, los ojos y los
nervios. La palabra en sí misma se refiere a la
enfermedad crónica que involucra niveles de azúcar y
dulces, por lo que la siguiente palabra que a menudo se ve
con diabetes es *mellitus*.

La palabra mellitus, por otro lado, significa
literalmente dulce, endulzado o miel, algo similar a la

dulzura azucarada. La enfermedad se llama oficialmente Diabetes Mellitus, pero a menudo, el mundo médico puede prescindir de la inclusión de mellitus porque todos ya saben lo que significa la palabra diabetes y su naturaleza general como una enfermedad. Por lo tanto, para aclarar cualquier posible confusión en el futuro, la diabetes y la diabetes mellitus son las mismas.

¿Está usted en riesgo?

Antes de analizar los factores de riesgo, echemos un vistazo rápido a los dos tipos de diabetes para comprender mejor quiénes son más propensos a esta enfermedad.

En general, hay dos tipos de diabetes: Tipo 1 y Tipo 2. Otro tipo se conoce como diabetes gestacional que se desarrolla durante el embarazo. Aproximadamente 1 de cada 10 personas infligidas con diabetes tiene Tipo 1 y es más común en niños o adultos más jóvenes. Las personas con diabetes Tipo 1 tienden a volverse dependientes de la insulina inyectable, ya que sus páncreas pueden producir muy poca o ninguna insulina.

La razón principal detrás de este fenómeno aún se desconoce, y varios tipos de investigación están en curso. Esto es para aprender qué impulsa al cuerpo a atacar las células beta del páncreas y dejar de producir insulina. Alrededor del 90% de las personas con diabetes padecen del Tipo 2. En estos casos, el páncreas produce insulina, pero el cuerpo no puede utilizarla muy bien. Las personas con esta afección descubren el caso generalmente después de los 30 años.

Las personas que son propensas a desarrollar diabetes son las que tienen las siguientes condiciones:

- Un historial familiar de diabetes

- Un historial de diabetes gestacional

- Sobrepeso u obesidad

Echemos un vistazo más de cerca a los diferentes factores de riesgo y lo que cada uno de ellos significa para los diferentes tipos de diabetes. Tome nota de esto y use la lista para la autoevaluación.

Los factores de riesgo para la diabetes mellitus tipo 1

Si bien la principal causa de este trastorno aún no se ha identificado, se han definido los factores que aumentan las posibilidades de desarrollarlo. Estos incluyen los siguientes:

Historial de su familia

Esto significa que tiene una mayor probabilidad de desarrollarlo si al menos lo tienen sus padres o hermanos.

Factor dietético y hábitos alimenticios

Su elección de alimentos juega un papel crucial en el posible desarrollo de la diabetes. Además, otros factores de riesgo relacionados incluyen el consumo mínimo de vitamina D, la ingesta temprana de fórmula de leche de vaca, y también el consumo de cereales antes de cumplir los cuatro meses.

Factores ambientales

La exposición de una persona a enfermedades virales específicas también puede desencadenar el desarrollo de esta enfermedad metabólica. La presencia de autoanticuerpos en su sistema. Esto también se conoce como un sistema inmune autodestructivo.

Los factores geográficos

Se ha descubierto que las personas de algunos países como Suecia y Finlandia corren más riesgo de desarrollar diabetes Tipo 1.

Los factores de riesgo para la diabetes mellitus tipo 2

Peso

En pocas palabras, cuanto más grasos sean los tejidos adiposos que tiene en su cuerpo, más resistente usted será a la insulina.

El historial de su familia

Al igual que con el Tipo 1, es probable que desarrolle diabetes si al menos uno de los miembros de la familia inmediata tiene diabetes.

Estilo de vida sedentario

En otras palabras, estar inactivo - físicamente inactivo, para el caso, lo hace aún más propenso a la diabetes. Esto se debe a que la actividad física induce a su cuerpo a usar la glucosa como su fuente de energía.

Años

Básicamente, cuanto más viejo sea, más expuesto estará al riesgo de desarrollar dicha enfermedad. Las razones para esto pueden incluir el cambio en su estilo de vida ya que tiende a hacer menos ejercicio y, en consecuencia, a aumentar de peso.

Raza

Uno de los mayores misterios detrás de la diabetes es que las razas individuales son más propensas a ella. Estos incluyen asiático-americanos, hispanos, africanos y estadounidenses.

La presión arterial alta o hipertensión

Tener una presión arterial que supera los 140/80 milímetros de mercurio también se asocia con los riesgos de desarrollar diabetes.

Síndrome de ovario poliquístico

Esta es una condición común que tienen las mujeres con menstruación irregular, obesidad y crecimiento excesivo de cabello. Quienes padecen esta afección también están expuestos a un mayor riesgo de desarrollar diabetes.

Niveles anormales de triglicéridos y niveles de colesterol

Si tiene altos niveles de colesterol "malo" y triglicéridos, corre el riesgo de desarrollar diabetes. Esto también significa que su colesterol "bueno" o HDL está en un nivel bajo.

Diabetes gestacional

Las mujeres que tuvieron diabetes gestacional durante el embarazo también corren el riesgo de desarrollar el Tipo 2 más adelante en la vida. Además, si usted dio a luz a bebés relativamente más pesados (es decir, aproximadamente 4 kilogramos o más), también está en riesgo.

Hechos destacados y disipando los mitos

1. Mantener la diabetes bajo control puede ser fácil

Lo primero es lo primero, la diabetes no debe

tomarse a la ligera. Al igual que una enfermedad cardiovascular que se presenta como un asesino silencioso y luego le golpea sin previo aviso, la diabetes también le puede llegar de repente. Y nunca piense que lo peor ha terminado después de que le diagnostiquen de diabetes. Lo peor está a punto de comenzar, porque ser consciente de ello no le impide volver a atacar de manera sorprendente. Entonces, no, nunca es fácil controlar la diabetes.

2. Tener diabetes significa que tendrá que recibir inyecciones de insulina

Bueno eso depende. Si le diagnostican de diabetes Tipo 1, lamentablemente, no hay otra opción para usted que no sea inyectarle insulina, porque SIEMPRE es necesaria. Ahora, si tiene diabetes Tipo 2, no se necesitan inyecciones de insulina en todo momento. Si su diabetes es controlable con algunos otros medicamentos, principalmente para tomar oralmente, entonces no hay necesidad de que se inyecte insulina. Pero, si no, entonces tendrá que elegir el método de inyección.

3. El azúcar es el principal culpable

Mientras que el azúcar a menudo se involucra cuando una persona es diagnosticada con diabetes, no significa que siempre es la causa. Algunas veces, es solo un factor contribuyente. La verdad es que nuestros cuerpos también requieren azúcar. No solo nos ayuda a almacenar energía, que es la función que se confunde cuando una persona tiene diabetes, sino que es una parte vital de nuestro ADN o del ácido desoxirribonucleico, el material primario que transporta toda nuestra información genética.

Además, las dietas que involucran azúcar también

dependen del peso de la persona que lo consume.

Entonces, si su dieta es bastante alta en azúcar, pero puede mantener su peso promedio y sus niveles de insulina, no tendrá diabetes porque lo que mucha gente cree que es "alto" es lo que su cuerpo necesita. Sin embargo, si su peso es un poco más pesado con un historial familiar de diabetes, que también es un factor importante para ser diagnosticado con la enfermedad, y su nivel de azúcar en sangre es más que razonable, entonces debe tener un poco de cuidado con su ingesta de azúcar.

Entonces, ¡alégrense! Aún todavía se puede disfrutar del azúcar y de los dulces. Solo asegúrese de no comerlos muy a menudo. Para estar seguro, siempre asegúrese de incluirlos en sus comidas en las porciones adecuadas.

4. Tener sobrepeso le convierte en un paciente automático con diabetes Tipo 2

No exactamente. Tener sobrepeso es un factor de riesgo serio para desarrollar la diabetes Tipo 2, sí. Sin embargo, es solo un factor de riesgo, y no garantiza que usted, de hecho, padezca diabetes.

5. Las personas obesas o gordas son las únicas que tienen diabetes

Esto es muy falso. Es posible que las personas delgadas desarrollen diabetes también si no pueden controlar los niveles de azúcar en la sangre. Las cosas solo empeoran, especialmente si tienen un historial familiar de diabetes y comienza a manifestarse debido a su edad. Entonces, no. Solo porque sea gordo no significa que tenga diabetes y solo porque sea delgado no significa que esté a salvo de tener diabetes. La diabetes va mucho más allá del peso.

6. La diabetes es incurable

Eso es lo que algunos médicos le dirían a usted, pero no es del todo exacto. La diabetes solo es incurable si usted no planea cambiar su estilo de vida y su dieta. Sin embargo, si está dispuesto a hacer cualquier cosa solo para que pueda vivir un par de años más para disfrutar la vida con sus seres queridos, entonces definitivamente la diabetes es curable. Es solo una cuestión de disciplina, prioridades, dieta y estilo de vida. Entiendo, es más fácil decirlo que hacerlo, pero tiene que empezar en alguna parte, ¿verdad?

7. La diabetes no es grave

Bueno, por lo que hemos establecido, la diabetes

es una enfermedad curable, pero eso no quiere decir que no es grave. La diabetes es una enfermedad crónica, y si no se maneja o se trata adecuadamente, empeora con el tiempo.

Ahora, antes de llegar a la parte donde se enfatiza la gravedad de la diabetes como una enfermedad, permítanme explicar la palabra crónica para darle una sensación general de urgencia cuando se trata de enfermedades crónicas.

Crónico: escuchamos esta palabra de nuestros médicos muy a menudo. Hemos aprendido a ignorarla y ignorar al mensaje que intenta transmitir. Para alguien que tiene una idea sobre las palabras *enfermedad crónica*, pensaría que se trata simplemente de una condición que ha estado en curso durante bastante tiempo. Esta afirmación es cierta, sin embargo, sólo parcialmente.

La enfermedad crónica pertenece al tipo de enfermedad que ha estado en curso durante bastante tiempo de una manera muy persistente. Causa efectos a largo plazo que pueden incluir complicaciones que son del todo difíciles de eliminar.

Dicho esto, volvamos ahora al tema principal: la diabetes. Además del hecho de que es crónica, la diabetes en casos avanzados trae una gran cantidad de complicaciones, como enfermedades renales, enfermedades cardiovasculares, también conocidas como enfermedades cardíacas, y otras enfermedades combinadas con las que ya no querrá preocuparse.

Entonces, por favor, si no quiere que se

compliquen las cosas, no tome la diabetes a la ligera y actúe tan pronto como pueda.

8. Las personas con diabetes no tienen insulina en sus cuerpos

Esta es una teoría sin fundamento. La diabetes tiene dos tipos, cada uno con sus características.

Diabetes Tipo 1 -

* Incapaz de producir insulina debido a que el sistema inmune ataca incorrectamente las células beta pancreáticas responsables de la producción de insulina.

* Por lo general se diagnostica cuando el paciente está en su infancia.

* No siempre tiene que ver con el sobrepeso.

* Siempre se requieren inyecciones de insulina para

controlar la enfermedad.

- A menudo involucra niveles normales de cetonas al momento del diagnóstico.

Antes de pasar al otro tipo de diabetes, hablemos primero sobre qué son las cetonas.

- Las cetonas son moléculas que son producidas por el hígado cuando una persona no está comiendo correctamente (dieta con alto contenido de azúcar, la restricción excesiva de carbohidratos, dieta inadecuada conduce a la inanición), al hacer un ejercicio que es demasiado intenso durante largos períodos de tiempo, y cuando se sufre de la deficiencia de insulina o diabetes Tipo 1. Las cetonas son lo que viene después de que su cuerpo quema grasa para mantenerlo alimentado.

¿Qué tiene que ver con la diabetes?

Puesto que el cuerpo de un diabético no produce insulina, que ayuda a convertir el azúcar en energía, la glucosa o azúcar que no se convierte entra en el torrente sanguíneo.

Por lo tanto, en lugar de unirse a las células, la glucosa se queda en el torrente sanguíneo cubriendo las células de su sangre en el proceso y cubre el interior de las arterias también.

Los resultados:

- Su sangre se vuelve espesa y dulce azucarado (por eso, en casos avanzados de la diabetes, es posible que vea algunos pacientes que están siendo rodeados por las hormigas, literalmente).

- Las arterias se vuelven más estrechas, o peor, obstruidas.

- Sangre espesa + arterias estrechas = alta presión sanguínea **O**

- Sangre gruesa + arterias obstruidas = aterosclerosis (las arterias se vuelven duras debido a la obstrucción formada por sangre espesa), **O** un aneurisma (ruptura de arterias debido a que la sangre no puede atravesar debido a la obstrucción) O un derrame cerebral.

- Una ecuación tan horrible, pero es la verdad, y la explicación está lejos de hacerse.

- Volviendo al tema, nuestras células todavía necesitan algo para quemar, así que queman. Pero, en ausencia de glucosa (ya que la glucosa está ocupada sin hacer nada mientras permanece en el torrente sanguíneo donde se supone que no deberían estar), lo mejor que nuestras células eligen quemar son las grasas. Y así, se producen cetonas o ácidos.

¿Y qué?

Bueno, el cuerpo pasa por **cetoacidosis**. La cetoacidosis es cuando su cuerpo produce demasiado ácido que altera el pH natural del cuerpo.

¿Qué es el pH?

El pH es la unidad de medida de alcalinos y ácidos en el cuerpo. El nivel de pH promedio del cuerpo **debe** mantenerse entre los grados de 7,30 a 7,45, lo que significa que es ligeramente alcalino. Cualquier nivel inferior a 7,30 indica que su cuerpo es ácido o experimenta cetoacidosis. Cualquier nivel superior al 7,45 significa que su cuerpo es demasiado alcalino.

Si un cuerpo atraviesa cetoacidosis y no se trata inmediatamente, conducirá a un coma diabético porque el nivel de azúcar en la sangre es demasiado alto (hiperglucemia) o demasiado bajo (hipoglucemia). Este estado empuja el cuerpo y el azúcar en la sangre a extremos y si no se atiende de inmediato, puede conducir a la muerte.

Diabetes Tipo 2 -

- Tiene insulina en el cuerpo, es solo que el cuerpo ha desarrollado resistencia y la hace inservible.

- Las personas de mediana edad son las que a menudo son diagnosticadas con la enfermedad.

- El exceso de peso juega un papel importante en esta enfermedad.

- Implica altos niveles de colesterol y presión arterial.

- En algunos casos, puede controlarse con medicamentos orales.

- Se puede tratar inicialmente con un estilo de vida y dieta adecuados.

9. Ser diagnosticado con diabetes requiere diálisis

La enfermedad o insuficiencia renal (enfermedad renal o insuficiencia renal) es una complicación de la diabetes no monitoreada. Es decir, si se cuida bien después de que le diagnostiquen diabetes, supervise lo que necesita controlar y controle qué necesita control para que pueda evitar tener que controlar las complicaciones además de la diabetes.

10. La insulina se encarga de todo

Esto no es verdad. Tomar insulina, en el caso de diabetes Tipo 2, asegura que tiene la cantidad correcta de energía convertida de azúcar y luego se utiliza adecuadamente. Significa que su dieta tiene que cooperar con su ingesta de insulina para asegurarse de que su cuerpo no se rellene con insulina y azúcar sin usar que eventualmente se mezclará en su sangre haciéndola más gruesa, lo que provocará diabetes avanzada e incluso enfermedades cardíacas. Si no cambia su dieta y estilo de vida, no se sorprenda si su diabetes empeora más rápido de lo que puede imaginarse.

11. La diabetes Tipo 1 es peor que la diabetes Tipo 2

Ser diagnosticado con cualquiera de los dos es suficientemente malo. Si no se mueve para controlar su diabetes, ya sea de Tipo 1 o 2, terminará como el asesino silencioso, rápido y sin remordimientos.

12. La insulina causa ceguera

No es verdad. La diabetes, si no se controla, causa ceguera. La ignorancia es una complicación de la diabetes en su etapa avanzada, muy similar a la insuficiencia renal y la enfermedad cardíaca. Si la ceguera se produce porque una persona usa insulina, es muy probable que la diabetes de esa persona haya sido ignorada durante bastante tiempo.

13. La diabetes es un trastorno pancreático

La diabetes no es un trastorno pancreático. Depende del tipo de diabetes que tenga, pero si tiene diabetes Tipo 1, entonces lo que es, es una enfermedad autoinmune.

Primero, el trastorno pancreático o *pancreatitis* es una inflamación del páncreas. ***Cualquier término médico que tenga un sufijo de -itis se relaciona con la inflamación.***

En el caso de la diabetes, el páncreas se ha inflamado durante mucho tiempo y es demasiado grave como para que se considere simplemente como un trastorno pancreático. El hecho es que el trastorno pancreático conduce a la diabetes si no se trata. Piénselo de esta manera: ***La inflamación pancreática aguda*** (aguda, es decir, la aparición a corto plazo y abrupta de la enfermedad) es la semilla. *La inflamación pancreática crónica* es la plántula, y ese gigantesco monstruo es la **Diabetes**.

¿Cómo es eso? Como mencioné anteriormente, en la diabetes Tipo 1, el sistema inmune reacciona incorrectamente atacando el páncreas, lo que conduce a la incapacidad de nuestro cuerpo para producir insulina. En cuanto a la diabetes Tipo 2, se considera un trastorno metabólico, pero se están realizando investigaciones porque el mundo médico está estudiando la posibilidad de un ángulo de enfermedad autoinmune

REVERTIR LA PREDIABETES CON LA NUTRICIÓN. ¿ES POSIBLE?

Sí, es posible. Cuanto antes se aprenda de su condición, mejor será. Para revertir la prediabetes, debe mantener una dieta que se adapte a usted con la ayuda de su médico. A continuación hay una guía general para revertir la prediabetes.

Tómelo en serio

La prediabetes está a un paso de contraer la diabetes, y si no la trata correctamente esta vez, es probable que también tenga un problema con la diabetes práctica en el futuro. No espere a que suceda y sea tan precavido como pueda. Puede ser un poco confuso adaptarse a este tipo de estilo de vida, pero esto es mejor que enfermarse, ¿no?

Controle su nivel de azúcar en la sangre al menos 2-3 veces a la semana

Un paciente prediabético no solo debe cumplir con las pruebas de A1C. También debe asegurarse de saber lo que le está sucediendo a su nivel de azúcar en la sangre semanalmente. Esto es para ayudarle a averiguar si su dieta actual está ayudando o no. Personalice su dieta con su médico tan pronto como pueda, para revertir suavemente la prediabetes.

Cuide lo que coma

Todavía puede disfrutar de un día de trampa a pesar de estar en este estado de prediabetes, pero debe estar vigilante y disciplinado durante el resto de la semana. Verá, mantener su cuerpo en una forma más saludable puede ayudarle mucho a revertir la prediabetes. No necesita ser todo tonificado y musculoso. Simplemente necesita mantener el peso ideal para su tipo de cuerpo, edad y sexo. Hacer esto también puede ayudarle a evitar los medicamentos si su médico ya le receta algunos.

Opte por los pescados y evite el azúcar tanto como pueda, especialmente los procesados. El azúcar no solo le causa diabetes, sino que también crea lentitud. Además, hace que su piel se vea más vieja cuanto más azúcar coma. Su cuerpo le agradecerá por los excelentes pequeños gestos que haga.

Ejercicio

La falta de ejercicio hará que usted aumente de peso. El aumento de peso agiliza la posibilidad de que usted pueda obtener la diabetes real así que asegúrese de que usted obtenga al menos un mínimo de 15 minutos en un ejercicio de día para combatir este problema.

El ejercicio puede parecer una tarea para usted, pero muchas personas con diabetes Tipo 2 han visto muchos resultados haciendo ejercicio. Un día de actividad da muchos beneficios para que usted pueda incluso dejar pasar la oportunidad de hacerlo mientras no está ocupado. Su ejercicio no tiene que ser agotador para que usted pueda aprovechar sus beneficios. Lo que importa es incluirlo en su rutina y seguirlo muy a menudo.

Conozco personalmente a dos personas, una que camina a paso ligero durante 30-45 minutos todos los días y la otra juega al tenis de mesa durante una hora dos veces por semana. Ambas personas mencionadas fueron diagnosticadas como prediabéticas y ahora están muy lejos de ser diabéticas. Tampoco tienen que tomar muchos medicamentos prediabéticos.

5. Notifique a su doctor sobre cualquier cambio que note en su cuerpo

Cualquier cosa extraña que le suceda a su cuerpo debe ser informada a su médico. Manchas oscuras o negras que se desarrollan en áreas en las que acaba de rascarse, orinar con frecuencia, heridas que todavía están frescas e infectarse incluso después de dos semanas: son signos de una persona con diabetes, y debe asegurarse de que su médico sepa si alguna vez algo surge. Esto es para ayudarle a ajustar su dieta y recetarle los medicamentos adecuados si es necesario.

Me acabo de enterar que tengo diabetes. ¿Qué debo hacer?

No se asuste

Entiendo que esto no es fácil, teniendo en cuenta que acaba de descubrir que su vida está en peligro. Sin embargo, debe estar tranquilo. Mantenga la compostura, llore o comparta sus sentimientos y miedos con un ser querido. Necesitará una mente enfocada y mucha determinación.

Cobertura del plan de salud

Mientras su mente asustada está pensando en muchas cosas lo que sentirá y muchas otras cosas que eventualmente lo llevarán a pensar en los gastos imprevistos para su condición recién descubierta, le recuerdan que hay una cosa que debe ser examinado primero, su plan de salud. Averigüe si cubre su condición o no. Si está incluido, ¿cuáles son los detalles? ¿cubre medicamentos o especialistas? ¿cuáles son las restricciones? De lo contrario, averigüe qué se debe hacer. De esta manera, no tiene que preocuparse por todo lo que tiene que ver con su tratamiento para la diabetes. Su plan de salud podrá brindarle más tiempo para preocuparse y disfrutar otras cosas a pesar de su nueva condición.

Dieta

Antes de registrarse para obtener cualquier medicamento, no dude en volver a ver a su médico y pregunte si aún usted es elegible para intentar revertirlo cambiando su dieta. Si es así, averigüe qué tipo de planes de dieta pueden satisfacerlo o, mejor aún, podrían orientarlo en la dirección correcta de un buen dietista en diabetes que conozca los detalles esenciales de la enfermedad en sí. De esta manera, puede adaptar su plan de dieta a medida. Si su condición es mucho más que simplemente cambiar su plan de dieta, entonces puede comenzar a considerar medicamentos. No se olvide de preguntar para qué es cada medicamento si le prescriben más de uno.

Ejercicio

Solo porque se haya enterado de que está enfermo, no significa que deba quedarse en su habitación y sentirse deprimido o de repente hacer un cambio significativo en su estilo de vida. Tome las cosas de manera lenta. Por supuesto, no le pediré que tome una pausa pero no se abrume. Considere añadir ejercicio a su rutina diaria porque no puede permanecer inactivo si así es como le han diagnosticado antes. Estar inactivo solo aumentará su riesgo de desarrollar diabetes avanzada.

Haga lo que más le guste. Si le gusta mucho el gimnasio, considere ejercicios aeróbicos, de flexibilidad o de resistencia. Si no, no dude en disfrutar de bailes como Zumba, natación recreativa, caminar rápido, yoga o incluso artes marciales. Hacer ejercicio no necesita ser aburrido ni demasiado oficial. Es muy importante que hagan algún tipo de actividad física diariamente.

Socializar

Como dije antes, no acepte las emociones negativas. La situación ya es lo suficientemente negativa como para tener espacio para las cosas tristes y aterradoras que su mente crea al azar. Su mente seguirá haciendo eso. Está conectada para protegerle, así se preocupará tanto como pueda y no se sumergirá en las emociones. Solo tome en serio que sí, tiene la advertencia de su mente y luego sigua adelante con su vida. Aún no está muerto, así que viva y sea feliz. Comuníquese con sus seres queridos, comuníquese con aquellos que también tienen diabetes. Encuentre y únase a un grupo de diabéticos si eso es lo que cree que necesita, pero nunca, nunca, reciba la negatividad.

Sentirse triste por un tiempo o incluso llorar está bien. Pero nunca siga por días sintiéndose sin esperanza. Esta no es la forma de vivir. Comparta ideas, consejos e incluso trucos de la vida con su comunidad diabética que seguramente tienen algunos. Esto hará que luchar contra su condición sea mucho más fácil.

Suministros

Después de reunir información útil de su comunidad diabética o amigos que tienen experiencia con la diabetes por sí mismos o a través de un ser querido, puede comenzar a suministrar. Por supuesto, no puede ir a la batalla desarmado, así que ármese con lo que usted necesite para su tratamiento.

Una de las cosas más comunes que necesitan las personas con diabetes es el medidor de glucosa en sangre, el dispositivo de punción y las tiras reactivas. No puede prescindir de ellos. Los medicamentos y otros métodos dependen del tipo de tratamiento del que usted y su médico hayan hablado. Asegúrese de que la consulta sea lo primero antes de comprar sus suministros.

7. Mientras esté en eso, explore

Puede pasar algún tiempo para averiguar más sobre su condición. Hay mucha información al respecto en internet. También hay libros e incluso programas que pueden ayudarle a explorar. No se quede en ese rincón oscuro. Descubra lo que pueda sobre la diabetes. Trate esta enfermedad como un enemigo, descubra qué es y descubra su debilidad. Encontrará el conocimiento extra a medida que avance en la vida.

Programa

Si usted no es el tipo de persona habitual, tendrá que planificar seriamente un programa para seguir todos los días. Una cosa sobre la diabetes es que debe ser atendida de manera rutinaria. Rompa esa rutina y tal vez se preguntará cuándo su nivel de azúcar en la sangre comenzó a dispararse. Algunas personas simplemente caen inconscientes o se arrastran para obtener ayuda médica si se quedan sin idea con sus niveles de azúcar en la sangre durante un día o dos. No espere a que esto le suceda.

Trace un cronograma que incluya su monitoreo matutino de azúcar en la sangre. Esto le permite determinar cómo comerá durante el resto del día. Incluya también su programa de medicamentos o inyecciones de insulina, si está usando este tipo de tratamiento. No puede olvidar estas cosas. Ponga una alarma si debe.

Tiempo libre

Por último, nunca olvide su tiempo libre. De nuevo, está enfermo, no muerto. Usted merece tiempo libre. Es bueno que comience a aprender a manejar la vida mientras luche contra la diabetes, pero cada luchador también necesita descansar. Tómese un descanso, disfrute, recuperé, y luego, una vez que haya descansado bien, empiece a pelear de nuevo.

Nunca olvide reservar algo de tiempo libre para su familia, sus seres queridos y para usted mismo. Esto es lo que le mantiene activo y sano. Pase tiempo de calidad con personas que lo aman y entienden, disfrute de sus aficiones y otros intereses. Tiene que pelear una gran lucha, pero no debes permitir que esa lucha le quite su personalidad y sus sueños.

Capítulo 2: Viviendo con diabetes

el diabético ABC

A1C

Seguramente está familiarizado con los dispositivos que le ayudan a controlar su nivel de azúcar de sangre en casa, ¿no? son prácticos, y rápidos. Hacen lo que se espera de ellos, para que pueda leer dónde puede basar su ingesta de alimentos o su dosis de insulina. Sin embargo, estas cosas son solo por eso, la lectura y la dosis de insulina. No proporcionan ningún otro detalle que puedan ayudar a los médicos a ser precisos con su enfoque de tratamiento con su diabetes.

Ahí es donde entra la A1C. Mientras que su monitor de azúcar en sangre regular le brinda el estado general de su nivel de azúcar en la sangre, la A1C le da el porcentaje de células sanguíneas en su cuerpo que ya está envuelto en azúcar. Sí, eso es lo que le sucede a su sangre si hay demasiada azúcar, se convierte en el recubrimiento de su sangre. A1C no solo ayuda a controlar la diabetes; también ayuda a las personas con prediabetes a saber si su condición está mejorando o empeorando.

Se realizará tres veces al año si tiene problemas para controlar su diabetes y dos veces al año para aquellos que pueden manejar bien su diabetes.

Aquí está su guía para los resultados de A1C:

Porcentaje	Traducción de los niveles de glucemia
5 , 7 % o menos	Normal
5.8 - 6,4%	Elevada / prediabetes
6 , 5 % o más	Diabetes

Presión sanguínea

Como alguien con diabetes, ha estado controlando su presión arterial, ¿verdad? Es para fines de monitoreo, para que sepa lo que le está sucediendo a su sangre. Pero, ¿por qué quiere saber qué le está sucediendo a su sangre? ¿Para qué sirve?

Sencillo. A medida que el azúcar recubre su sangre y pasa a través de sus arterias, sus arterias también obtienen un poco de azúcar, pero ocurre DENTRO de las arterias. En efecto, sus arterias se vuelven más estrechas y usted corre el riesgo de tener un ataque cardíaco y otras enfermedades del corazón.

Y entonces, ¿Qué pasa si sus arterias se vuelven más estrechas? Piense en su manguera de jardín. ¿Recuerda cuando usted quería jugar con el agua de niño, bloqueaba el extremo de la manguera de jardín con el pulgar? Luego abría el grifo para que el agua salga más rápido y salpique.

El mismo principio se aplica a su sangre y sus arterias. Cuanto más estrecho sea el pasaje, mayor será la presión para que pase a través de sus arterias con éxito. Es divertido con agua, pero no con su sangre. Eso es algo que no quiere que le suceda. La gente muere, las mangueras de jardín no, y esa es precisamente la razón por la que está controlando sus niveles de azúcar en la sangre.

P r e s i ó n sanguínea	Traducción de la presión arterial
90/60 mmHg * o inferiores	Hipotensión (presión arterial baja)
110/75 mmHg * - 120/80 mmHg *	Normal
120/80 mmHg * - 140/80 mmHg *	Hipertensión arterial temprana
140/90 mmHg * o superior	La hipertensión (presión sanguínea alta)

MmHg (milímetros de mercurio) - una unidad de medida utilizado para determinar la cantidad de presión.

Tenga en cuenta que lo indicado anteriormente es la presión arterial ideal. Si bien la mayoría de la gente considera que su traducción de la presión arterial coincide fácilmente con la tabla anterior (como seguramente si está experimentando hipotensión o hipertensión, su cuerpo LE HARÁ saber), algunas personas no coinciden con esta traducción de la presión arterial también. En caso de que su traducción de la presión arterial no coincida con el cuadro (digamos, por ejemplo, a 140/90 mmHg todavía se siente normal y absolutamente ningún signo habitual de hipertensión), le sugiero que consulte a su médico y descubra SU sangre sana niveles de presión. Los niveles de presión arterial pueden variar según la edad, el peso, el estilo de vida y las condiciones actuales.

Colesterol

Cuando usted escucha la palabra colesterol, evidentemente piensa al instante que es terrible. El colesterol es una parte de su cuerpo, aparte del hecho de que también se encuentra en alimentos como los lácteos, la carne, las aves de corral y los mariscos. Es un componente esencial que ayuda a su cuerpo a digerir la grasa con precisión, a producir vitamina D, membranas celulares y hormonas. Ahora, ese es el colesterol correcto del que escuchas.

También existe el colesterol pésimo conocido como LDL o lipoproteína de baja densidad. ¿Qué nos hace el pésimo colesterol?

Por un lado, el colesterol es una sustancia hecha de grasa. La parte triste es que la grasa no se derrite en el agua, y por lo tanto, no hay forma de que viaje por nuestro torrente sanguíneo por sí misma a diferencia de otras sustancias como el azúcar. Por lo tanto, nuestros cuerpos siempre talentosos pensaron en unir el colesterol o esas grasas a algunas proteínas que pueden viajar por nuestro torrente sanguíneo sin ningún problema. Piense en proteínas como un taxi dentro de nuestros cuerpos que ofrece transporte de sangre. Entonces, a su vez, el colesterol que está unido a algunas de nuestras proteínas forma una combinación y el colesterol LDL o malo es uno de ellos.

Una vez que se encuentra que su sangre contiene un alto porcentaje de este colesterol malo, entonces es un signo seguro de que usted está en riesgo de desarrollar una enfermedad cardiovascular. Solo imagine todas esas grasas malas que son transportadas y distribuidas uniformemente a todo su cuerpo a través de su sangre. ¿Qué necesita hacer entonces? Una prueba de sangre en ayunas y una dieta adecuada. Esto le permite identificar sus niveles de colesterol HDL, LDL y triglicéridos. Puede consultar la tabla que se encuentra en la página siguiente.

El cuadro contiene los datos o medidas que son ideales para que una persona se mantenga a salvo del desarrollo de diabetes o para evitar que avance.

El LDL, HDL y los triglicéridos se miden por separado. El LDL se medirá, y no debe superar los 100 mg / dl. Cualquier cosa sobre la medida dada significa peligro para usted. En cuanto a HDL, el análisis no debe ser inferior a 50 mg / dl, o es una enfermedad cardíaca para usted. Por último, con los triglicéridos, debería estar alrededor de 150 mg / dl o menos. Si aumenta, tendrá una enfermedad cardíaca de por vida.

Tipo de colesterol	Niveles adecuados
LDL	100 mg / dl o inferior
HDL	50 mg / dl - 70 mg / dl o superior para evitar las enfermedades del corazón
Los triglicéridos	150 mg / dl o inferior

* **Mg / dl** -*miligramos por decilitro. Se utiliza para medir la concentración de glucosa en la sangre.*

Seguir adelante con la nutrición adecuada

Al ver que hay muchos alimentos que se esconden debajo del soporte de LDL y azúcar, ¿cómo se come entonces? No importa qué enfermedad tenga, nunca debe morirse de hambre.

Esto es lo que usted puede comer para sobrevivir y disfrutar de la vida como si no tuviera diabetes en absoluto.

Verduras oscuras, verdes y frondosas (sin almidón)

Las verduras son bajas en carbohidratos, tienen pocas calorías, son repletas de fibras, vitaminas y proteínas. Las fibras ayudan a su digestión y las proteínas pueden proporcionarle una parte de la ingesta de proteínas requerida. Esto significa que no es necesario que se atiborre de carne cada vez más; puede ir por las porciones de carne adecuadas debido a las verduras.

Si bien a la mayoría de nosotros nos gusta la carne, la verdad es que es más difícil de digerir y también hay una gran posibilidad de que esté llena de colesterol entre los filamentos de la carne. Así que, mientras tanto, opte por las verduras, ya que usted es culpable porque la carne que tiene en el refrigerador no es del tipo magra o peor, del tipo procesado.

Mariscos
Los mariscos tienen proteínas magras y son bajas en grasas saturadas. Debe evitar las grasas saturadas a toda costa. Disfrute de 2 a 3 porciones de pescado, especialmente salmón, todas las semanas y también podrá absorber sus grasas omega-3. Pero, ¿qué es

omega-3?

Oficialmente conocidos como ácidos grasos Omega-3, estos son ácidos grasos poliinsaturados. Por poliinsaturados, en términos simples, es la versión más saludable de la grasa que es buena para la dieta adecuada en comparación con las grasas saturadas.

Hay tres tipos de ácidos grasos omega-3. Uno se llama DHA o ácido docosahexaenoico que se encuentra en los aceites de pescado grasos, aceites vegetales llamados ALA o ácido α-linolénico, y EPA o ácido eicosapentaenoico / ácido timodónico también se encuentran en peces grasos como el salmón que vive en agua fría.

Los ácidos grasos omega-3 lo mantienen a salvo de desarrollar enfermedades cardíacas al reducir los niveles de triglicéridos si están elevados. Además, puede obtener más beneficios que eso, especialmente a aquellos con asma, depresión y artritis. Por lo tanto, no espere para obtener un resultado de un nivel alto de triglicéridos. Disfrute de sus mariscos y manténgase saludable.

Los granos integrales

No importa si no tiene la palabra *integral*. Necesita granos enteros porque cualquier grano que no está entero ya está procesado y aparte del hecho de que los nutrientes faltantes son reemplazados por azúcar, ¿quién sabe qué más contienen? Los granos integrales ayudan a su digestión y le mantienen lleno por más tiempo. Sin embargo, usted debe tener cuidado con los alimentos procesados como los cereales en caja, la pasta, el arroz blanco e incluso la harina blanca refinada.

Bayas

¿A quién no le gustan las bayas? Esta fruta es muy

saludable. Las bayas están repletas de antioxidantes, manganeso, vitamina C, fibra, vitamina K y potasio. Algunas de ellas son dulces, un poco amargas, pero son todas deliciosas y adecuadas para usted.

La leche y el yogur

La leche y el yogur son excelentes fuentes de calcio y la mayoría han sido fortificados para convertirse en una buena fuente de vitamina D. Contienen carbohidratos pero son lo suficientemente buenos como para llenar sus necesidades diarias. Solo asegúrese de elegir alimento que sea bajo en azúcar y grasa.

Nueces

Una onza al día es lo que se necesita para mantener el hambre. Las nueces contienen magnesio y fibra, y algunas incluso tienen ácidos grasos omega-3, que es, sin duda, bueno para el corazón.

Cítricos

Los cítricos son excelentes fuentes de ácido fólico, vitamina C, fibra y potasio. Hacen que su comida sea sabrosa y también completan sus requerimientos diarios de vitamina.

Frijoles

Elija pinto, frijoles negros, frijoles rojos o azul marino. Están llenos de minerales como potasio y magnesio, son ricos en fibra y también contienen vitaminas. Media taza servirá para que le dé la cantidad correcta de golosinas que necesite sin tener que preocuparse por los carbohidratos que contienen.

Tomates

Sabemos que los tomates son buenos incluso para

niños, pero ¿qué cambia ese hecho? No los coma cocinados o perderá los nutrientes buenos. Coma los tomates crudos para aprovechar al máximo las vitaminas E y C y el potasio.

Stevia

Esto no forma parte de los súper alimentos, pero siéntese libre de disfrutar del stevia con sus bebidas y alimentos favoritos. Aléjese del azúcar a partir de ahora y use stevia en su lugar. Es completamente natural y dulce. Diviértase con los dulces sin sentirse culpable.

El índice glicémico

Otra cosa importante que debe entender es el índice glucémico, especialmente para aquellos que toman insulina. Le muestra si hay un aumento en sus niveles de glucosa en sangre después de dos horas de haber consumido una comida que contiene carbohidratos. La medición o clasificación utilizada para el índice glucémico es de 0 a 100. Cero es el alimento más lento para elevar sus niveles de glucosa en sangre y el 100 es el más rápido.

En su mayor parte, depende del contenido de los alimentos que consume, como las grasas, los carbohidratos, las proteínas e incluso el sodio.

Se usa para ayudarle a usted y a su médico a descubrir cómo los alimentos que usted consume reaccionan a su cuerpo y a la insulina que contiene. Sin embargo, debo aclarar que no se usa para medir la producción de insulina, incluso si aumentan los niveles de glucosa en sangre. No hay un tamaño único para todos los índices glucémicos. Varía para cada tipo de alimento y también toma nota del tamaño y contenido de la porción como factores a considerar.

Entonces, ¿qué se consigue aparte de ayudarle a descubrir cómo reacciona su cuerpo a la comida que come? El índice glicémico puede ayudarle a evitar aumentos súbitos, como lo llaman muchas personas, al identificar los alimentos que tienen una clasificación alta. Cuanto mayor sea el índice glucémico de la comida, más se debe evitar, ya que elevará los niveles de azúcar en la sangre en un instante.

Los alimentos que obtienen el índice glicémico de 70 o superior se consideran altos en el índice y se componen principalmente de alimentos que no son buenos para usted, como alimentos procesados, pan blanco, pizza y muchos otros alimentos comprados en la tienda. Los alimentos que obtienen un puntaje de 56 a 69 se consideran medios como algunas frutas que pueden contener azúcares naturales, una versión más saludable de su alimento generalmente no saludable como el helado. Los puntajes del índice glucémico más seguros son 55 y menos. Estos incluyen muchos vegetales como zanahorias, chirivías, ñame y guisantes verdes y frutas como peras, ciruelas pasas y manzanas. También contiene leche descremada, pan integral, legumbres y frijoles.

¿Qué pasa con el alcohol?

Para aquellos que regularmente consumen alcohol y para aquellos que beben más de lo que su cuerpo puede tolerar, el alcohol no es una buena idea para las personas con diabetes, independientemente de si es del Tipo 1 o Tipo 2. No existe el consumo óptimo para personas con diabetes. Hay una solución real, pero antes de llegar a eso, permítanme explicar los peligros del consumo de alcohol para las personas con diabetes.

El recordatorio "beber moderadamente" ya no va a ser suficiente para las personas con diabetes. Hay una pequeña excepción, pero aún así, no es tan buena como lo parece. No se puede simplemente beber de forma moderada porque al hacerlo es muy probable que aumenten los niveles de azúcar en la sangre.

Recuerde cómo casi todas las bebidas alcohólicas contienen carbohidratos. Los altos niveles de carbohidratos, si aún no lo sabe, son muy peligrosos para las personas con diabetes, ya que los carbohidratos pueden hacer que su nivel de azúcar en la sangre aumente dramáticamente. Incluso si la bebida alcohólica contiene de 2 a 3 gramos de carbohidratos, varias botellas harán que su nivel de azúcar en la sangre se dañe y no querrá que eso suceda.

En cuanto al consumo excesivo de alcohol, también es peligroso. Si el alcohol aumenta moderadamente el nivel de azúcar en la sangre de manera significativa, el consumo excesivo de alcohol hace que el nivel de azúcar en la sangre disminuye drásticamente, especialmente con aquellos que luchan contra la diabetes tipo 1.

Los niveles de azúcar en la sangre deficientes pueden matarlo en minutos. Vi a una persona que luchaba contra la prediabetes. Tenía un nivel de azúcar en la sangre muy alto. Estaba arrastrándose en el suelo, cubierta de sudor frío, y ni siquiera sabía si vomitaría primero o si se encargaría de su evacuación intestinal incontrolable. Es aterrador presenciar.

En tal caso, la persona debe recibir atención médica lo antes posible; no hay espacio para demoras de ninguna manera. Una demora conducirá a la muerte de esa persona tan rápido que no sabría qué le golpeó.

Volviendo al tema, evite el alcohol tanto como sea posible, especialmente el vino dulce y la cerveza. El ron, la ginebra, el vodka y el whisky son también algunas bebidas para evitar ya que conducen a la caída masiva de los niveles de azúcar.

Puede disfrutar del licor de vez en cuando, pero evite los mezcladores ya que tienen toneladas de azúcar en ellos. Además, asegúrese de que el alcohol que pretenda tomar no contenga carbohidratos. Si desea estar más seguro, también puede agregar agua o seltzer a su bebida. Los vinos también son excelentes, especialmente para el corazón, solo asegúrate de que no estén endulzados. Y como siempre, no te emborraches.

No se olvide del cuidado de rutina

Todos tienen que tener su rutina diaria o sino arriesgan estropear todo su día, incluidos los patrones de alimentación y de sueño. Eso también va para las personas con diabetes. Trátelo así, si su cuerpo ha estado sufriendo algún tiempo y le envía señales de dolor, le suplica que lo cuide mejor que antes.

Monitoreo

La frecuencia de monitoreo depende de lo que le indique su médico, pero el mejor momento para comenzar es por la mañana. Esto le permite planificar sus comidas por el resto del día y antes de tomar sus inyecciones de insulina si las va a tener. Parece un buen trabajo en las primeras semanas, pero usted se acostumbrará a él y se dará cuenta de su importancia lo suficientemente pronto.

Manejar

Es un poco como navegar, sin rumbo (controlando su azúcar), prácticamente no sabe a dónde ir. Tan pronto como haya terminado con la monitorización y esté acostumbrado a las fluctuaciones de su azúcar en la sangre, podrá refinar la dieta que le recetaron inicialmente. No se sienta abrumado si le piden que cambie su dieta. Es todo para usted y tan pronto como esté familiarizado con él y sus efectos en su cuerpo, puede hacer algunos ajustes para personalizarlo aún más para sus necesidades con la ayuda de su médico.

Aténgase al plan

Cumpla con sus medicamentos especialmente el horario. Están allí por una razón y no tomarlos derrota el objetivo. Perder un plan de ingesta de medicamentos puede deshacer su duro trabajo de mantener su dieta. No deje que eso suceda. Podría guardar un fortín, ponerle un imán y pegarlo en la nevera. De esa forma, no lo olvidará.

Ejercicio

Cuando digo entrenamiento, también me refiero a caminar. Mantenerse en forma es solo secundario. Es su corazón que estamos tratando de proteger primeramente. Asegúrese de que se mantenga activo, y queme lo que necesita quemar mientras camina y disfrute esa hora del día cuando le resulte más conveniente.

¿Cuál es el tratamiento adecuado para usted?

Una vez que se le diagnostica diabetes, no logre tratarlo por su cuenta. Tampoco digo que deba depender demasiado de su médico. Necesita colaboración para descubrir qué es realmente bueno para usted. Informe a su médico lo que su cuerpo le muestra y cuáles son las reacciones de su cuerpo ante ciertos medicamentos y alimentos, su médico decide las dosis y frecuencias, y acepta conformarse con el tratamiento adecuado.

A medida que su cuerpo se adapta a los medicamentos y se adapta a la edad, su cuerpo responderá a medicamentos anteriores con los que no estaba de acuerdo y dejará de responder a los medicamentos a los que está acostumbrado. Entonces, el ajuste, la aceptación y la cooperación son la clave.

Dieta + Ejercicio

La dieta y el ejercicio es un tipo de tratamiento para diabéticos, especialmente si se acaba de diagnosticar y el estado de la diabetes no es tan grave. Sin embargo, para la dieta y el ejercicio, debe comprender que uno no puede ir sin el otro, siempre tienen que estar juntos para fortalecer la protección que construye para su cuerpo al controlar lo que pone en él y cómo lo mantiene. Además, la dieta para su diabetes debe adaptarse a sus necesidades. SU DIETA TIENE QUE DEPENDER DE SU EDAD, PESO, ESTILO DE VIDA Y CONDICIONES ACTUALES: ni más ni menos.

En cuanto al ejercicio, no hay necesidad de que usted se dedique a él principalmente si no está acostumbrado a actividades extenuantes. Caminar o caminar a paso rápido con su ser querido y su perro, haciendo yoga o sus artes marciales favoritas, e incluso natación recreativa servirá. Solo asegúrese de hacerlo todos los días durante aproximadamente 30 minutos, y lo hará bien.

Medicación oral

La medicación oral es la opción cuando la dieta y el ejercicio ya no es suficiente. Algunos de estos medicamentos son para alentar al hígado a que no se deshaga de la glucosa que lo atraviesa, otros están destinados a ayudar a evitar que el páncreas descomponga las hormonas que ayudan a producir insulina y algunos estimulan al páncreas a producir más insulina.

Hay muchos otros medicamentos para la diabetes que lo ayudarán directamente, sin embargo, de nuevo, esto necesita la señal de su médico para comenzar con cualquiera de estos medicamentos.

inyectables

Solo porque vea un medicamento inyectable para diabéticos no significa que ya sea insulina. No siempre es insulina. A veces, hay medicamentos que las personas con diabetes necesitan para ayudarlos a ralentizar su digestión. Para evitar que coman con frecuencia para mejorar sus hígados al disminuir la producción de glucosa. Al igual que los medicamentos orales, existe una gran variedad de medicamentos inyectables destinados a personas con diabetes. De nuevo, esto depende de los hallazgos y sugerencias de su médico.

Insulina

No todos los diabéticos necesitan inyecciones de insulina. Las personas con diabetes Tipo 1 necesitan insulina, pero no siempre para las personas con diabetes Tipo 2. La insulina debe tomarse SÓLO si su nivel de azúcar en la sangre es cada vez más difícil de controlar. Existen otros métodos para darle insulina a su cuerpo, y esto es mediante inyección, un inhalador, a través de un lápiz de insulina e incluso bombas de insulina.

La cirugía para adelgazar

Si ninguno de los anteriores es suficiente para usted y su médico cree que en su estado actual, tener una cirugía de pérdida de peso es la mejor opción, entonces ve a por ello. Tenga en cuenta que la cirugía de pérdida de peso no es para todos y algunas personas tienen que conformarse con las opciones anteriores.

La cirugía para bajar de peso, como su nombre lo indica, reducirá la cantidad correcta de su peso y hará que el control de su nivel de azúcar en la sangre sea mucho más fácil que antes. Como efecto, aumenta las hormonas incretinas responsables de la producción de insulina de su páncreas. Tiene muchos beneficios. Pero no opte por esto si su diabetes aún es controlable con una combinación de los tratamientos anteriores a menos que tenga sobrepeso y su nivel de azúcar en la sangre esté realmente fuera de control.

Capítulo 3: Creación de un plan de acción que cambia la vida

Conozca sus objetivos de tratamiento

¿Cuál cree que es su objetivo de tratamiento final? Sí, eso es para mantener el azúcar en la sangre SIEMPRE, SIEMPRE, a raya. Sin embargo, eso no es tan fácil como usted puede decirlo. Y entonces, debe saberlo, recordarlo y vivir con eso.

Otra cosa que debe agregar a su objetivo es evitar que le ocurra daño tisular debido a la cantidad excesiva de azúcar que fluye a su torrente sanguíneo.

Dado que ya conoce sus objetivos de niveles saludables de azúcar en la sangre basándonos en el capítulo anterior, todo lo que tiene que hacer es no olvidar el control de su nivel de azúcar en la sangre. Cuando llegue su horario para una prueba de A1C, no lo haga. Trátelo como algo importante porque obtener los resultados de ese análisis le permitirá saber si han habido cambios buenos o malos en su diabetes. Sin duda alguna, no quiere seguir una dieta que ya no le funcione, ¿verdad?

La identificación de los pasos a seguir

Las siguientes son las tareas que debe hacer regularmente, cada vez que visite a su médico.

El monitoreo del nivel de glucosa en sangre

Sé que le han pedido repetidamente que controle su nivel de glucosa en la sangre para que sepa cómo hacerlo a medida que transcurre el día. Y lo estoy repitiendo ahora porque su vida depende de ello, no es broma. Entonces, donde quiera que vaya, puede ser su casa o el hospital, no se lo pierda nunca.

Monitoreo de la presión arterial

La siguiente cosa más importante después de su nivel de azúcar en la sangre es su presión arterial. Si continúa monitoreando uno sin el otro, entonces se pierde el propósito de su tratamiento. El azúcar en la sangre y la presión arterial van de la mano porque involucra tanto la sangre como el corazón.

Fijarse en su pie

¿Qué tiene que ver el pie con su diabetes? Bueno, sus pies son como la ventana hacia su cuerpo diabético.

Cualquier cosa que vaya excepcionalmente mal con su circulación sanguínea e incluso daño a sus nervios se mostrará inevitablemente a través de sus pies. El mismo principio se aplica a la diabetes y las infecciones.

Controle su peso

Su peso, aparte de sus pies, dice mucho acerca de su dieta. No siempre es un identificador de diabetes, pero controlar la glucosa en sangre tan pronto como suba de peso es la mejor manera de protegerse no solo de la diabetes sino también de las enfermedades cardíacas.

Revisar su plan de tratamiento

Siempre, siempre revise su plan de tratamiento con su médico antes de salir del hospital. Debe informar a su médico sobre cualquier cambio en la reacción de su cuerpo a su medicación y dieta actual, ya que esto puede significar tener que cambiar sus dosis, medicamentos e incluso su plan dietético.

Prueba de A1C

No olvide su prueba de A1C. Este análisis debe realizarse de dos a tres veces al año según los niveles de su diabetes.

El seguimiento de su progreso

¿Por qué debería usted seguir su progreso? El seguimiento de su progreso puede ayudar a su médico más de lo que puede imaginar ya que su diario contendrá detalles de su vida cotidiana mientras hace su mejor esfuerzo para controlar su nivel de azúcar en la sangre y su diabetes en general.

Asegúrese de controlar:

Aumento de peso

Pérdida de peso

Hábitos alimenticios

Comportamientos alimentarios

Resultados diarios de azúcar en la sangre

Sea tan honesto como pueda y nunca piense que lo está haciendo por su médico. Lo hace por usted mismo para ayudarle a mejorar y tener éxito en la lucha contra la diabetes. Si no está tan cómodo usando un diario, hay numerosas aplicaciones en Internet que solo están hechas para la diabetes. Sin embargo, el problema de mantener su progreso a través de una aplicación es la disponibilidad de su batería.

Aún así, elija uno que lo haga sentir más cómodo. Después de todo, lo más importante aquí es lo que se puede encontrar en su diario de diabetes.

Capítulo 4: La dieta curativa

Para ayudarle en su lucha contra la diabetes, más allá de los consejos y los pasos a seguir, permítanme dedicar un capítulo entero a algunas deliciosas recetas que no le harán preocuparse por su nivel de azúcar en la sangre.

---

7 Recetas de batidos

Batido de frambuesa y mantequilla de maní

Porciones: 2

Preparación: 10 minutos

Ingredientes:

- Mantequilla de maní, suave y natural [2 cucharadas]

- Leche descremada [2 cucharadas]

- Frambuesas frescas, [1 o 1 ½ tazas]

- Cubos de hielo [1 taza]

- Stevia [2 cucharaditas]

Direcciones:

Ponga todos los ingredientes en la licuadora y haga un puré con la mezcla hasta que esté suave. Servir. Bueno para 2.

calorías	Grasa	Carbohidratos	Proteína	Sodio
170	8,6 g	20g	5,1 g	67 mg

Batido de fresa, col rizada y jengibre

Porciones: 2

Preparación: 10 minutos

Ingredientes:

• Hojas de col rizada, frescas y grandes con tallos eliminados [6 piezas]

• Jengibre rallado, crudo y pelado [2 cdtas.]

• Agua, frío [½ taza]

• Zumo de lima [3 cucharadas]

• Miel [2 cdtas]

• Fresas, frescas y cortadas [1 o 1 ½ tazas]

• Cubitos de hielo [1 taza]

Direcciones:

Ponga todos los ingredientes en la licuadora y haga un puré con la mezcla hasta que esté suave. Servir. Bueno para 2.

calorías	Grasa	Carbohidratos	Proteína	Sodio
205	2,9 g	42,4 g	4,2 g	0.083 mg

Batido de almendra y de arándano

Porciones: 2

Preparación: 10 minutos

Ingredientes:

- Almendras [1/4 taza]

- Stevia [2 cucharadita]

- El germen de trigo [2 cucharadas]

- Arándanos, [fresco 1 o 1 ½ tazas]

- Yogur griego [½ vaso]

- Cubitos de hielo [1 taza]

- Leche de almendra o descremada, sin azúcar [2 cucharadas]

Direcciones:

Ponga todos los ingredientes en la licuadora y haga un puré con la mezcla hasta que esté suave. Servir. Bueno para 2.

Calorías	Grasa	Carbohidratos	Proteína	Sodio
225	8g	31g	11,4 g	3 4 mg

Batido de requesón y de frambuesa

Porciones: 2

Preparación: 10 minutos

Ingredientes:

- Avena arrollada [2 cucharadas]

- Queso cottage (requesón), sin grasa [½ taza]

- Dátiles sin hueso [2 piezas]

- Stevia [1 cdta.]

- Cubitos de hielo [1 taza]

- Canela molida [1 pizca]

- Frambuesas frescas, [1 ½ tazas]

Direcciones:

Ponga todos los ingredientes en la licuadora y haga un puré con la mezcla hasta que esté suave. Servir. Bueno para 2.

Calorías	Grasa	Carbohidratos	Proteína	Sodio
134	1g	25g	8,4 g	216 mg

Batido de semilla de lino, fresa y plátano

Porciones: 2

Preparación: 10 minutos

Ingredientes:

- Stevia [2 cdta.]

- Leche descremada [2 cucharadas]

- Linaza, molida [2 cucharadas]

- Tofu suave [½ taza]

- Plátano, de tamaño medio [en rodajas]

- Cubitos de hielo [1 taza]

- Fresas, frescas y cortadas [1 o 1 ½ tazas]

Direcciones:

Ponga todos los ingredientes en la licuadora y haga un puré con la mezcla hasta que esté suave. Servir. Bueno para 2.

Calorías	Grasa	Carbohidratos	Proteína	Sodio
159	4,7 g	25g	7,7 g	10mg

Batido de manzana verde y espinacas

Porciones: 2

Preparación: 10 minutos

Ingredientes:

- Stevia [2 cdta.]

- Cubitos de hielo [1 taza]

- Yogurt griego [½ taza]

- Jugo de manzana o naranja, sin azúcar [1/3 taza]

- Manzana pequeña sin corazón [1 pc]

- Semillas de lino [2 cucharadas]

- Espinacas [2 tazas]

Direcciones:

Ponga todos los ingredientes en la licuadora y haga un puré con la mezcla hasta que esté suave. Servir. Bueno para 2.

calorías	Grasa	Carbohidratos	Proteína	Sodio
138	2.4g	24g	7,4 g	6 9 mg

Batido de mora y de nueces

Porciones: 2

Preparación: 10 minutos

Ingredientes:

- Stevia [2 cdta.]

- Yogurt griego [½ taza]

- Cubitos de hielo [1 taza]

- Mantequilla de almendras [2 cucharadas]

- Moras frescas [1 o ½ taza]

Direcciones:

Ponga todos los ingredientes en la licuadora y haga un puré con la mezcla hasta que esté suave. Servir. Bueno para 2.

calorías	Grasa	Carbohidratos	Proteína	Sodio
175	9,3 g	16g	9,6 g	57 mg

Batidos verdes

Batido verde diabético

Porciones: 2

Preparación: 10 minutos

Ingredientes:

* Una naranja grande

* Col rizada [1 taza]

* Espinaca [2 tazas]

* Apio [3 tallos]

* Un pepino grande

* Cubitos de hielo [1 taza]

Direcciones:

Ponga todos los ingredientes en la licuadora y haga un puré con la mezcla hasta que esté suave. Servir. Bueno para 2.

calorías	Grasa	Carbohidratos	Proteína	Sodio
250	1g	30g	8g	0 mg

Delicioso batido de patata dulce

Porciones: 2

Preparación: 10 minutos

Ingredientes:

* Una naranja grande

* Patata cocida y pelada [½ taza]

* Plátano congelado [½ taza]

* Canela [¼ cdta]

* Leche de almendras, sin endulzar [1/2 taza]

* Mantequilla de almendras [1 cucharada]

Direcciones:

Ponga todos los ingredientes en la licuadora y haga un puré con la mezcla hasta que esté suave. Servir. Bueno para 2.

calorías	Grasa	Carbohidratos	Proteína	Sodio
262.5	4,9 g	50,4 g	4,6 g	417.6 mg

Batido de bayas

Porciones: 2

Preparación: 10 minutos

Ingredientes:

- Col rizada [3 piezas]

- Trozos de mango frescos [un puñado]

- Arándanos congelados [1 taza]

- Harina de lino [2 cucharadas]

- Moras congeladas [1 taza]

- Agua pura de coco, sin endulzar [2 tazas]

Direcciones:

Ponga todos los ingredientes en la licuadora y haga un puré con la mezcla hasta que esté suave. Servir. Bueno para 2.

calorías	Grasa	Carbohidratos	Proteína	Sodio
148	0g	35g	2g	25mg

Verde, verde, verde

Porciones: 2

Preparación: 10 minutos

Ingredientes:

- Jengibre, pelado y rebanado [1 cm]

- Apio, cortado en trozos [½ palillo]

- Hojas de menta [12 pcs]

- Pepino cortado en rodajas gruesas [2 pulgadas]

- Espinaca bebé [un puñado]

- Jugo de manzana prensado en frío [1 ¼ taza]

Direcciones:

Ponga todos los ingredientes en la licuadora y haga un puré con la mezcla hasta que esté suave. Servir. Bueno para 2.

calorías	Grasa	Carbohidratos	Proteína	Sodio
250	1g	33,4 g	8g	0 mg

Batido de espinacas, semillas de chía, y coco

Porciones: 2

Preparación: 10 minutos

Ingredientes:

- Jengibre pelado y rebanado [1 cm]

- Apio cortado en trozos [½ palillo]

- Hojas de menta [12 pcs]

- Pepino cortado en rodajas [2 pulgadas]

- Espinaca bebé [un puñado]

- Jugo de manzana prensado en frío [1 ¼ taza]

Direcciones:

Ponga todos los ingredientes en la licuadora y haga un puré con la mezcla hasta que esté suave. Servir. Bueno para 2.

Calorías	Grasa	Carbohidratos	Proteína	Sodio
354	4g	58g	22g	0.083mg

Batido de bayas "go-nutty"

Porciones: 2

Preparación: 10 minutos

Ingredientes:

- Jengibre pelado y rebanado [1 cm]

- Semillas de chía [2 cdtas.]

- Canela [½ cdta]

- Mantequilla de almendras [1 cucharada]

- Plátano congelado [½ a pieza]

- Bayas mixtas congeladas [½ taza]

- Stevia [1 cdta.]

- Leche de almendras [1 taza]

- Linaza molida [1 cucharada]

Direcciones:

Ponga todos los ingredientes en la licuadora y haga un puré con la mezcla hasta que esté suave. Servir. Bueno para 2.

Calorías	Grasa	Carbohidratos	Proteína	Sodio
154,6	7,7 g	21,3 g	3 , 2 g	91.6 mg

Delicioso batido de avena y bayas

Porciones: 2

Preparación: 10 minutos

Ingredientes:

* Avena enrollada [½ taza]

* Yogur de vainilla o yogur griego [⅓ taza]

* Bayas congeladas [½ taza]

* Cubito de hielo [1 taza]

* Leche [1 taza]

* Stevia [2 cucharadas]

Direcciones:

Ponga todos los ingredientes en la licuadora y haga un puré con la mezcla hasta que esté suave. Servir. Bueno para 2.

calorías	Gras a	Carbohidrato s	Proteína	Sodio
177	1g	32g	11g	20mg

7 - Recetas de pollo ideales para el almuerzo y la cena

Palillo de pollo a la Parmesana

Sirve: 3-4

Ingredientes:

- Paprika [1 cdta.]

- Orégano seco, aplastado [2 cdtas]

- Rodajas de limón

- Huevos batidos [2 pcs]

- Pimienta negra [¼ cdta]

- Mantequilla derretida [¼ taza]

- Orégano fresco cortado

- Migajas de pan fino y seco [¾ cup]

- Queso parmesano rallado [¾ cup]

- Muslos de pollo pelados [16 pcs]

- Leche sin grasa [¼ taza]

Direcciones:

Ajuste el horno a 375 grados. F. Alinee papel de aluminio y engrase dos moldes para hornear poco profundos y grandes. Déjelo de lado. Combine el huevo y la leche en un tazón. En otro plato poco profundo, agregue pan rallado, pimentón, orégano, parmesano y pimienta. Sumerge las baquetas en la mezcla de huevo y luego cubra con las migas. Coloque las baquetas en los moldes y rocíe con mantequilla. Hornee durante 45 - 50 minutos mientras esté cubierto. Espere a que el pollo se ponga tierno. Espolvoree con orégano y agregue rodajas de limón para decorar.

calorías	Grasa	Carbohidratos	Proteína	Sodio
336	4g	38g	38g	5 3 2 mg

Ensalada de pollo al estilo buffalo

Porciones: 2

Ingredientes:

- Paprika [1 cdta.]

- Ensalada de queso azul sin grasa [1 cucharada]

- Pimienta negra agrietada [1/4 cdta.]

- Pechuga de pollo cocida, picada [3/4 taza]

- Leche sin grasa [1 cdta.]

- Apio, cortado en palitos [1 pc]

- Salsa de alas de búfalo [2 cucharadas]

- Queso azul claro desmenuzado

- Corazón de romana en rodajas [Mitad]

Direcciones:

Coloque la romana en un tazón. Coloque el pollo picado y la salsa en un recipiente apto para microondas. Caliente en el microondas el pollo en cubitos y la salsa en alto por un minuto. Agregue la mezcla de microondas sobre la

121

romana. Agregue el queso y la pimienta para las coberturas. Combine la leche y el aderezo de ensalada y luego rocíe sobre su ensalada. Agregue los palitos de apio y sirva.

calorías	Grasa	Carbohidratos	Proteína	S o dio
297	10g	13g	37g	596 mg

Pollo al estilo de luisiana

Sirve: 2-3

Ingredientes:

- Okra cortada congelada [1 taza]

- Pimienta negra [1 cdta.]

- Tomates guisados sin sal [1 lata]

- Baquetas de piel [8 piezas]

- Salsa picante de Luisiana [1 ½ cucharada]

- Fideos integrales cocidos [2 tazas]

- Tomillo seco, molido [1 cdta.]

- Sal [1/4 cdta.]

Direcciones:

Cubra una sartén ligeramente con aceite en aerosol. Colóquelo a fuego medio-alto y agregue el pollo. Deje que se ponga marrón por todos lados y no se olvide de configurarlos. Agregue tomates guisados en la parte superior, tomillo, salsa picante, quimbombó, pimienta y sal. Déjelo hervir y luego reduzca el fuego. Cubra y luego cocine a fuego lento hasta que el centro ya no esté rosado. Agregue el pollo en un plato y luego la salsa. Sirve con los fideos y disfrute.

calorías	Grasa	Carbohidratos	Proteína	Sodio
190	1g	8g	27g	500 mg

Alas de pollo al estilo tailandés: una solución rápida para su deseo de plato exótico

Sirve: 7-8

Ingredientes:

- Zumo de lima [1 cucharada]

- Jengibre molido [1/4 cdta.]

- Salsa de maní

- Baquetas de ala de pollo [24 piezas]

- Agua [1/4 taza]

- Pimienta roja molida [1/4 cdta.]

- Ajo, picado [2 dientes]

- Agua [1/2 taza]

- Salsa de soja reducida en sodio [2 cdtas.]

- Mantequilla de almendras [1/2 taza]

- Jengibre molido [1/2 cdta.]

Direcciones:

Ponga el pollo en la olla de cocción lenta. Agregue el jugo

de lima, agua y jengibre. Cubra y ponga a fuego lento. Deje que se cocine durante 5-6 h. Escurra el pollo y deseche el líquido. Agregue la mitad de la salsa de maní al pollo y mezcla. Sirva.

calorías	Grasa	Carbohidratos	Proteína	Sodio
101	1g	3g	9g	1 5 9 mg

Pollo *Mac & Cheese*: para los diabéticos y simplemente súper delicioso

Porciones: 2

Ingredientes:

* Cebolla finamente picada [1/4 taza]

* Multi Grano seco [1 ½ tazas]

* Espinaca bebé fresca [2 tazas]

* Mitades de pechuga de pollo sin espinas, sin hueso, cortadas en trozos de 1 pulgada [12 oz]

* Leche sin grasa [1 2/3 tazas]

* Tomates picados y sin semillas [1 taza]

* Harina para todo uso [1 cucharada]

* Queso cheddar desgrasado reducido en grasa [3/4 taza]

* Queso semi blando ligero con ajo y hierbas [1 6 1/2 oz]

Direcciones:

Cocine los macarrones en una olla. Asegúrese de seguir las instrucciones del paquete. No agregue sal. Escurre los macarrones. Cubra una sartén con aceite en aerosol. Caliente la sartén a fuego medio-alto. Agregue el pollo y las cebollas. Deje que se cocine hasta que la cebolla esté transparente y el pollo ya no esté rosado. Revuelva con frecuencia. Retire la sartén del fuego. Agregue el queso hasta que se derrita. Bata la harina y la leche en otro recipiente. Agregue la mezcla de pollo. Cocine a fuego medio alto y revuelva. Espere hasta que esté espeso y burbujeante y luego reduzca el fuego a bajo. Agregue los macarrones hasta que estén calientes. Agregue los tomates y las espinacas. Sirva.

calorías	Grasa	Carbohidratos	Proteína	Sodio
169	3g	24g	11g	2 1 0 mg

Cinco alas de pollo con especias

Sirve: 4-5

Ingredientes:

*   Cebolla finamente picada [1/4 taza]

*   Salsa de ciruela [3/4 taza]

*   Polvo de cinco especias [1 cdta.]

*   Mantequilla derretida [1 cucharada]

*   Cebollas verdes en rodajas

*   Alitas de pollo [16 trozos]

Direcciones:

Precaliente su horno a 375 grados. F. Corte las puntas de las alas y descarta las puntas. Corte cada ala en dos pedazos. Cubra un molde para hornear con papel de aluminio y acomode las alas en una sola capa. Hornee las alas durante 20 minutos. Escurra. En una olla de cocción lenta, agregue la mantequilla, cinco especias en polvo, salsa de ciruela y pollo. Revuelva para cubrir el pollo con salsa. Cubra y cocine a fuego lento. Haga esto durante 4 horas. Sirva.

Calorías	Grasa	Carbohidratos	Proteína	Sod io
32	1g	3g	3g	4 5 mg

Pollo balsámico y de Dijon

Porciones: 2

Ingredientes:

* Vinagre balsámico [3 cucharadas]

* Jugo de limón cortado [2 cdtas]

* Mostaza estilo Dijon [1/3 taza]

* Ajo picado [2 dientes]

* Mitades de pechuga de pollo deshuesadas y sin piel [4 piezas]

* Ramitas de tomillo fresco

Direcciones:

En una bolsa de plástico con cierre colocada sobre un plato poco profundo, agregue el pollo y lo ponga de lado. Prepare el adobo removiendo el vinagre balsámico, la mostaza, el tomillo y el ajo hasta que quede suave. Vierta el adobo sobre el pollo dentro del plástico y selle la bolsa. Gire la bolsa para cubrir el pollo y déjelo en la nevera durante 24 horas. Gire la bolsa si es necesario. Escurra el pollo y no descarte el adobo. Coloque el pollo en la parrilla directamente sobre los carbones. Cocine el pollo durante 7 minutos y cepille con adobo. Voltee el pollo y la capa de nuevo con adobo. Adorne con ramitas de tomillo. Sirva.

calorías	Grasa	Carbohidratos	Proteína	Sodio
161	1g	3g	26g	5 3 7 mg

7 - Recetas de carne de cerdo ideales para el almuerzo y la cena

Diana de cerdo rapido: plato delicioso hecho en menos de 30 minutos

Para 4 personas

Ingredientes:

- Jugo de limón [1 cdta.]

- Cebolletas frescas, perejil u orégano [1 cucharada]

- Agua [1 cucharada]

- Mostaza estilo Dijon [1 cdta.]

- Mantequilla [1 cucharada]

- Salsa Worcestershire [1 cucharada]

- Aderezo de pimienta y limón [1 cdta.]

- Cuatro costillas de lomo de cerdo sin hueso

Direcciones:

Para hacer la salsa, agregue el agua, el jugo de limón, la mostaza y la salsa *Worcestershire* en un tazón y deje de lado. Retire la grasa de las chuletas y espolvoree cada lado con aderezo de pimienta y limón. Derrita la mantequilla en una sartén y agregue las chuletas. Cocine por 12 minutos y gire para cocinar el otro lado. Retíralo del calor. Transfiera a un plato para servir y cubra con papel de aluminio. Vierta la salsa en la sartén y vierta la salsa sobre las chuletas. Cubra las chuletas con cebollino. Sirva.

calorías	Grasa	Carbohidratos	Proteína	Sodio
178	11g	1g	18g	3 0 2 mg

Chuletas de cerdo mediterráneas: un plato de 5 ingredientes que usted no querrá perderse

Sirve: 1

Ingredientes:

* Chuletas de lomo de cerdo deshuesadas o sin hueso cortadas de 1/2 pulgada de grosor (1 pieza)

* Sal [1/4 cdta.]

* Pimienta negra recién molida [1/4 cdta.]

* Romero fresco cortado o 1 cucharadita de romero seco, triturado [1 cucharada]

* Ajo picado [3 dientes]

Direcciones:

Prepare el horno calentándolo a 425 grados. F. Cubra una bandeja para hornear con papel de aluminio y espolvoree las chuletas con sal y pimienta. Deje de lado. Agregue el romero y el ajo, combine en un bol. Espolvoree uniformemente sobre las chuletas. Coloque las chuletas en la sartén. Ase por 10 minutos. Reduzca la temperatura del horno a 350 grados. F y sirva.

calorías	Grasa	Carbohidratos	Proteína	Sodio
161	5g	1g	25g	1 9 2 mg

Chuletas de cerdo picantes a la parrilla: plato perfecto para los comedores aventureros

Sirve: 3-4

Ingredientes:

* Rodajas de mango o de chiles

* Zumo de lima [¼ taza]

* Aceite de oliva [1 cucharada]

* Sal [¼ cdta]

* Ajo picado [2 dientes]

* Canela molida [1 cdta.]

* Chile en polvo [1 cucharada]

* Comino molido [2 cdtas]

* Salsa de pimiento picante [½ cdta.]

* Cuatro chuletas de costilla de cerdo cortadas ¾ de pulgada de grosor

Direcciones:

Coloque las chuletas en una bolsa de plástico. Para hacer el adobo, agregue el chile en polvo, el jugo de lima, el comino, el aceite, la canela, el ajo, el pimiento picante y la sal. Viértelo sobre las chuletas y selle la bolsa. Gire la bolsa para cubrir bien las chuletas. Ponga las chuletas en la nevera durante 24 horas. Asegúrese de girar la bolsa para emparejar el adobo. Escurra las chuletas y descarte el adobo. Ase las chuletas hasta que los jugos de cerdo salgan limpios. Gire una vez. Adorne con mango o chiles. Sirva.

calorías	Grasa	Carbohidratos	Proteína	Sodio
196	9g	3g	25g	1 5 9 mg

Cerdo tierno en salsa de champiñones: el plato perfecto para cada ocasión

Para 4 personas

Ingredientes:

- Aceite de cocina [1 cucharada]

- Salsa Worcestershire [1½ cdta.]

- Tomillo seco aplastado [¾ cdta]

- 1 (10.75 onzas) crema condensada de sopa de champiñones (bajo en grasa y reducido en sodio)

- Chuletas de lomo de cerdo, cortadas ¾ de pulgada de grosor (4 piezas)

- Polvo de ajo [1 cdta.]

- Jugo de manzana o sidra de manzana [½ taza]

- Una cebolla pequeña, finamente cortada

- Champiñones frescos en rodajas [1½ tazas]

- Ramitas de tomillo fresco

- Tapioca de cocción rápida [2 cucharadas]

Direcciones:

Retire la grasa de las chuletas. Coloque una sartén a fuego medio y agregue aceite y luego caliente. Agregue las chuletas y cocine hasta que estén doradas. Escurra la grasa. Agregue la cebolla en una olla de cocción lenta y agregue las chuletas. Aplaste la tapioca y agregue en un tazón junto con salsa Worcestershire, tomillo, ajo en polvo, jugo de manzana, champiñones y sopa de champiñones. Vierta la mezcla sobre las chuletas. Cubra la olla de cocción lenta y cocine a fuego lento durante 8 a 9 horas. Adorne con ramitas de tomillo. Sirva.

calorías	Grasa	Carbohidratos	Proteína	Sodio
152	2g	4g	26g	2 8 6 mg

Salsa de tomate y carne de puerco: un plato de cocción lenta, perfecto para la familia

Para 4 personas

Ingredientes:

- Tapioca de cocción rápida triturada [2 cdtas.]

- Sal [¼ cdta]

- Salsa Worcestershire [½ cdta.]

- Ajo picado (3 dientes)

- Cuatro chuletas de costilla de cerdo (con hueso), cortadas ¾ de pulgada de grosor

- Cebolla pequeña, picada [1 pc]

- Tomates guisados, sin drenar y sin sal [2 latas]

- Pimienta roja molida [1/4 cdta.]

- Pimienta negra molida [½ cdta]

- Condimento italiano seco, aplastado [1 cdta.]

Direcciones:

Retire la grasa de las chuletas y cubra ligeramente la sartén con aceite en aerosol. Coloque la sartén a fuego medio-alto. Cocine las chuletas hasta que se doren por ambos lados y déjela a un lado. En una olla de cocción lenta, agregue el ajo, la cebolla, la tapioca, la pimienta negra, el condimento italiano, el pimiento rojo triturado, la salsa Worcestershire y la sal. Agregue las chuletas y vierta los tomates. Cubra la olla de cocción lenta y cocine a fuego lento durante 8 horas. Transfiera las chuletas a un plato, agregue los tomates en la parte superior y sirva.

calorías	Grasa	Carbohidratos	Proteína	Sodio
245	7 g	19g	24g	5 6 8 mg

Lomo de cerdo con salsa de arándanos: dulce y picante, perfecto para la barriga

Para 4 personas

Ingredientes:

- Aceite de cocina [1 cucharada]

- Miel [1 cucharada]

- Sal [1/8 cdta.]

- Nuez moscada molida [1/8 tsp]

- Pimienta negra molida [1/8 cdta.]

- Concentrado de jugo de naranja congelado, descongelado [2 cucharadas]

- Jengibre molido [¼ cdta.]

- Salsa de arándanos entero [½ taza]

- 4 (5 onzas) de chuletas de lomo de cerdo deshuesadas, cortadas de ½ pulgada de grosor

Direcciones:

Cubra una sartén con aerosol antiadherente para cocinar y colóquelo a fuego medio-alto. Espolvoree sal y pimienta en ambos lados de las chuletas y póngalo en la sartén. Reduzca el fuego a medio y deje que las chuletas se cocinen hasta que estén listas. Asegúrese de girar las chuletas. Retire las chuletas de la sartén y cubra con papel de aluminio. Agregue el concentrado de jugo de naranja, la miel, la nuez moscada molida, el jengibre y la salsa de arándanos en un bol y mezcle. Agregue la mezcla a la sartén y cocine durante 2 minutos hasta que la salsa se espese. Vierta sobre las chuletas y sirva.

calorías	Grasa	Carbohidratos	Proteína	Sodio
277	9g	22g	26g	2 8 8 mg

151

Deliciosas chuletas de lomo de cerdo: rápido y fácil

Porciones: 2

Ingredientes:

* Pimienta negra molida [1/4 cdta.]
* Caldo de pollo reducido en sodio [1/4 taza]
* Orégano seco, aplastado [1/2 cdta.]
* Jugo de naranja [1/4 taza]
* Aceite de cocina [2 cucharadas]
* Cebolla picada [1/2 taza]
* Ocho chuletas de lomo de cerdo (con hueso), corte de 3/4 de pulgada de grosor
* Pimiento amarillo medio rojo, verde y dulce cortado en tiras [2 pcs]
* Sal de ajo [1/2 cdta.]
* Apio en rodajas finas [1 taza]
* Chiles chipotles picados en salsa de adobo [1 cucharada]

Direcciones:

En una olla de cocción lenta, agregue el apio, la cebolla y los pimientos dulces. Deje de lado. Sazone las chuletas con sal y pimienta. Coloque en la sartén y cocine a fuego medio hasta que se dore por ambos lados. Agregue las chuletas a la olla. Agregue el caldo, los chiles chipotles, el jugo de naranja y el orégano en un tazón. Mezcle y vierta las chuletas. Cubra la olla y coloque el fuego bajo. Cocine por 7 horas. Coloque las chuletas y verduras en un plato y descarte el líquido antes de servir.

calorías	Grasa	Carbohidratos	Proteína	Sodio
215	7 g	4g	33g	363 mg

7 - Recetas de carne de vaca ideales para el almuerzo y la cena

Carne de vaca y brócoli: un plato un clásico

Porciones: 2

Ingredientes:

- Salsa Hoisin [3 cucharadas]

- Almidón de maíz [3 cdtas.]

- Salsa de soja reducida en sodio [1 cucharada]

- Ajo, picado [3 dientes]

- Filete de solomillo sin hueso rebanadas de 1/8 de pulgada de grosor * [12 oz]

- Caldo de carne baja en sodio [3/4 taza]

- Aceite de sésamo tostado [2 cdtas.]

- Aceite de canola [1 cucharada]

- Pimienta roja molida [1/4 cdta.]

- Agua [2 cucharadas]

- Los tomates cherry cuarteados y partidos por la mitad [1 taza]

- Fideos de huevo chinos o fideos de trigo integral [4 oz]

- Brócoli fresco [1 lb]

Direcciones:

Agregue 2 cucharaditas de almidón de maíz, ajo, pimiento rojo y salsa de soya en un bol y mezcle. Agregue la carne y cúbrela con la mezcla. Marinarlo durante 20 minutos. Cocine los fideos según las instrucciones del paquete y no agregue sal. Deje de lado cuando haya terminado. Corte el brócoli en 2 pulgadas, pelar y separar. Prepare la salsa añadiendo agua, salsa hoisin, aceite de sésamo y una cucharadita de almidón de maíz. Deje de lado. Caliente el aceite a fuego medio-alto en una sartén. Agregue la mezcla de carne y saltee durante 2 minutos hasta que vea que el centro se vuelve menos rosado. Retire del fuego y deje de lado. Agregue el caldo de carne a la sartén y luego el brócoli. Deje que hierva y reduzca el fuego a medio. Cubra la sartén y cocine hasta que el brócoli esté tierno. Agregue la salsa al brócoli, cocine y revuelva hasta que se espese. Agregue la carne y los tomates y caliéntelos un rato. Sirva sobre los fideos.

calorías	Grasa	Carbohidratos	Proteína	Sodio
379	14g	39g	26g	532 mg

Hamburguesas de queso feta griegas :

¿Quién dice que no se puede disfrutar de hamburguesas?

Sirve: 1

Ingredientes:

* Pimienta negra molida [1/4 cdta.]

* Recorte de perejil fresco de hoja plana [1 1/2 cdta.]

* Hojas de espinaca fresca [1/2 taza]

* Queso feta reducido en grasa desmenuzado [1 cucharada]

* Ajo picado [1 diente]

* Un pan hamburguesa integral partido y tostado

* Salsa de pepino

* 90% o más de carne molida sin grasa [8 oz]

* Rodajas de tomate [2 pcs]

* Finas rodajas de cebolla roja

* Pimienta negra molida [1/8 cdta.]

Direcciones:

Prepare la salsa de pepino y apartarla. Combine el queso, el ajo, el perejil, la carne picada y la pimienta en un tazón. Mezcle y dé forma en empanadas de 2 pulgadas de espesor. Cocine las hamburguesas en una sartén a fuego medio-alto durante aproximadamente 10 minutos y luego cocine el otro lado de manera uniforme. Alinee las mitades del pan con espinacas y cubra con rodajas de tomate, empanadas y salsa. Adorne con cebolla roja y sirva.

calorías	Grasa	Carbohidratos	Proteína	Sodio
292	14g	14g	27g	3 5 6 mg

Ensalada de filete de flanco a la parilla

Sirve: 1

Ingredientes:

* Tomates cherry cortados por la mitad [4 pcs]

* Pequeños pimientos amarillos y rojos, con tallo, sin semillas y cortados en dos [2 piezas]

* Aguacate pequeño, cortado por la mitad, sin semillas, pelado y cortado en láminas finas [1/4]

* Cebollas verdes cortadas [2 piezas]

* Aderezo de cilantro

* Lechuga romana rota [2 tazas]

* Ramitas de cilantro fresco

* Maíz fresco descascarillado y sin seda [1 oreja]

* Filete de flanco de carne de vaca [8 oz]

Direcciones:

Divida el aderezo en 2 porciones y luego retire la grasa del filete. Corte hendiduras diagonales poco profundas a distancias de 1 pulgada a través el filete. Coloque el filete en una bolsa de plástico con cierre hermético y vierta la otra mitad del aderezo de cilantro. Selle la bolsa y aparte el aderezo restante. Gire la bolsa para cubrir la carne y marinela durante 30 minutos en la nevera. Cubra el maíz, el pimiento dulce y las cebollas verdes con aceite en aerosol. Ase el filete y el maíz en la parrilla hasta que el filete esté cocido como se desee y el maíz esté tierno. Gire la carne una vez para cocinar ambos lados de manera uniforme. Reduzca el fuego a medio y agregue la carne, seguida de las verduras después de un par de minutos, en la parrilla. Cubra y luego asa. Corte la carne contra el grano y picar los pimientos dulces y las cebollas. Corte el maíz de la mazorca y deja los granos en hojas. Sirva la carne, las verduras y los tomates sobre la lechuga. Rocíe con el aderezo restante y adorne con ramitas de cilantro.

calorías	Grasa	Carbohidratos	Proteína	Sodio
357	15g	31g	29g	376 mg

Nachos supercargados: plato de calidad perfecto para compartir

Sirve: 1

Ingredientes:

- Sazonador de taco casero

- Cúrcuma molida [1/4 cdta.]

- Queso cheddar triturado reducido en grasa [1/2 taza]

- Paprika [1/4 cdta.]

- Harina para todo uso [1 cucharada]

- Carne molida extra magra [8 oz]

- Queso mozzarella semidescremado rallado [1/2 taza]

- Ocho tortillas de maíz de 6 pulgadas

- Queso crema sin grasa, ablandada [1 oz]

- Leche sin grasa [3/4 taza]

- Mantequilla sin sal [2 cdtas.]

- Agua [1/4 taza]

- Cebollas verdes en rodajas [1/4 taza]

- Tomate picado [1 taza]

- Pimiento chile jalapeño fresco, con tallo, sin semillas y en rodajas finas [1 pc]

- Cilantro fresco cortado [2 cucharadas]

- Pimiento dulce verde o rojo picado [1/2 taza]

- Salsa tierna y suave [1/2 taza]

Direcciones:

Caliente el horno a 375 grados. F y forre la bandeja para hornear con papel pergamino. Corte la tortilla en ocho cuñas y colócala en una sola capa en la bandeja para hornear. Cubra las cuñas con aceite en aerosol y hornee hasta que las rodajas se pongan crujientes y doradas. Deje de lado. Para hacer la salsa de queso, derrita la mantequilla en una cacerola a fuego medio. Agregue la harina y mezcle bien. Agregue la leche y bata hasta que quede suave. Cocine y revuelva hasta que esté espeso y burbujeante. Cocine durante 2 minutos más y agregue el queso crema, el pimentón, el queso cheddar, el queso mozzarella y la cúrcuma. Cocine a fuego medio y revuelva hasta que el queso se derrita y se suavice. Reduzca el fuego a bajo y mantenga la salsa de queso caliente a fuego lento. No olvides removerlo. Cubra la sartén con aceite en aerosol y coloque a fuego medio. Agregue la carne y cocínela hasta que se dore. Escurra la grasa y agregue el condimento de taco. Cocine por 5 minutos y revuelva hasta que el agua se haya evaporado. Coloque la tortilla en un plato para servir y cubra con la carne la salsa de queso y las verduras. Sirva.

calorías	Grasa	Carbohidratos	Proteína	Sodio
291	11g	23g	24g	3 5 6 mg

Lasaña de albóndigas

Sirve: 1

Ingredientes:

- Carne molida magra [1 lb]

- Pimiento verde mediano con tallo sin semillas y descuartizado [2 piezas]

- Albahaca fresca triturada o albahaca fresca pequeña u hojas de orégano

- Fideos de lasaña secos o de trigo integral secos

- Recorte de perejil fresco de hoja plana [2 cucharadas]

- Sal [¼ cdta]

- Lasaña

- Pan rallado de trigo integral suave [¾ cup]

- Queso ricota liviano [¾ taza]

- Salsa de tomate [3 cucharadas]

- Queso mozzarella triturado reducido en grasa, dividido [1½ tazas]

- Pimienta negra molida [⅛ cdta]

- Pimientos rojos asados drenados picados [½ taza]

- Cepa fresca cortada [¼ taza]

- Huevo, ligeramente batido [1 pc]

- Salsa de pasta de tomate o albahaca ligera o baja en grasa [1½ tazas]

- Queso de cabra suave o queso parmesano finamente triturado [¼ taza]

Direcciones:

Precaliente el horno a 350 grados. F y forre la sartén con papel de aluminio. Agregue pan rallado, pimientos rojos, huevo, albahaca, perejil, salsa de tomate, sal y pimienta en un tazón. Agregue la carne picada y mezcle. Forme 24 albóndigas y pongalas en una sartén. Hornee por 20 minutos. Prepare la lasaña aumentando la temperatura del horno a 425 grados F. Cubra la hoja con papel de aluminio y coloque los cuartos de pimiento con los lados cortados hacia abajo en la hoja. Ase los pimientos durante

20 minutos sin cubrirlos. Envuélvalos en papel de aluminio y déjelos enfriar durante 20 minutos. Pele las pieles de cuartos de pimiento y póngalos de lado. Reduzca la temperatura del horno a 375 grados F. Cocine los fideos de lasaña según las instrucciones del paquete y escurra. Enjuague con agua fría y retire de nuevo y reserve. Agregue *mozzarella* y queso *ricotta* en un tazón y mezcle. Extienda media taza de salsa de pasta en el plato para hornear. Extienda dos tazas en los fideos cocidos. Agregue las albóndigas en la parte superior y cubra dos más de fideos cocidos. Cubra el plato con la mezcla de ricotta. Agregue los pimientos y los fideos cocidos restantes. Extienda la salsa restante sobre ella. Hornee durante 50 minutos sin tapar. Espolvoree con la mozzarella restante. Hornee de nuevo por diez minutos. Deje que se enfríe y sirva.

calorías	Grasa	Carbohidratos	Proteína	Sodio
263	8g	22g	23g	468 mg

brochetas de carne muy sabrosas a la parrilla

Sirve: 4-5

Ingredientes:

Carne de vaca

- Ajo picado [2 dientes]

- Jugo de limón [1 cucharada]

- Cáscara de limón finamente triturada [1 cdta.

- Aceite de oliva [1 cucharada]

- Pimienta negra molida [1/4 cda]

- Orégano fresco y cortado [1 cucharada

- Comino molido [1/2 cdta]

- Sal [1/2 cdta]

- Filete de solomillo sin grasa o filete de lomo superior [1 lb]

Salsa

- Hojas frescas de orégano [2 cucharadas]

- Chalotes pequeños, pelados [2 pcs]

- Jugo de limón [1 cucharada]

- Hojas frescas de perejil italiano [1 1/3 tazas]

- Aceite de oliva [2 cucharadas]

- Sal [1/4 cdta.]

- Pimienta roja molida [1/8 cdta.]

- Vinagre de sidra [2 cucharadas]

- Ajo pelado [3 dientes]

Verduras

- Cebollas hervidas pequeñas y peladas [8 oz]

- Pimiento verde mediano, cortado en trozos de 1-1 / 2 pulgadas [1 pc]

- Champiñones enteros [8 oz]

Direcciones:

Retire la grasa de la carne y córtela en trozos de 1

pulgada. Coloque la carne en una bolsa de plástico y póngala de lado. Agregue la cáscara de limón, el aceite de oliva, el jugo de limón, el comino, el orégano, el ajo, la sal y la pimienta en un tazón y mezcle. Viértalos sobre la carne y sella la bolsa. Marine durante 24 horas y gire la bolsa de vez en cuando. Agregue aceite, orégano, perejil, chalotes, vinagre, ajo, sal, pimienta roja y jugo de limón en una licuadora y mezcle bien. Cubra y enfríe. Cocine las cebollas en una cacerola con agua hirviendo durante tres minutos sin tapa. Escurra y retire la carne del adobo. Ensarte los vegetales y la carne alternativamente y cepíllelos con el adobo. Coloque las brochetas en la parrilla, cubra y cocine por hasta 12 minutos. Asegúrese de girarlas mientras las asa en la parrilla. Sirva con salsa.

calorías	Grasa	Carbohidratos	Proteína	Sodio
281	16g	14g	23g	506 mg

Ragú de carne y verduras: : un plato clásico francés

Sirve: 3-4

Ingredientes:

- 14 oz de caldo de carne baja en sodio [2 piezas]

- Tomates cherry cortados por la mitad [2 tazas]

- Ajo picado [4 dientes]

- Cremini en rodajas o champiñones frescos [3 tazas]

- Carne deshuesada asada [1 ½ lbs]

- Vino de Oporto o jerez seco [1/2 taza]

- Cebolla picada [1 taza]

- Sal [1/2 cda]

- Fideos cocidos calientes [4 tazas]

- Pimienta negra molida [1/2 cdta]

- Tapioca de cocción rápida triturada [1/4 taza]

- Arvejas de azúcar [4 tazas]

Direcciones

Retire la grasa de la carne y córtela en trozos de ¾ de pulgada. Cubra ligeramente la sartén con aceite en aerosol y colóquelo a fuego medio-alto. Agregue la carne y cocine hasta que la carne esté dorada. Escurra la grasa y póngala de lado. Agregue la cebolla, la sal, el ajo, la pimienta y los champiñones en la olla de cocción lenta. Espolvoree la tapioca y agrega la carne. Agregue el caldo o el vino. Cubra y cocine a fuego lento durante 8 a 10 horas. Agregue los guisantes de azúcar. Cubra y deje que se cocine durante 5 minutos y agregue los tomates cherry. Sirva sobre fideos calientes.

calorías	Grasa	Carbohidratos	Proteína	Sodio
208	4g	19g	24g	401 mg

La diabetes Tipo 2, una enfermedad que se sabe que ha matado a millones, no es tan invencible como parece. Entiendo que se necesita mucho más que solo su salud física para sufrir tan pronto como sea diagnosticado. Algunas personas incluso pueden sufrir emocional y psicológicamente también. Sin embargo, a pesar de todos los medicamentos, todas las recetas escritas en cualquier libro y todos los médicos y seres queridos dispuestos a ayudarlo en el camino, nada es posible a menos que se convenza a sí mismo de que es una lucha que debe enfrentar.

Todo comienza con usted, su disposición y su compromiso incluso después de que todo está dicho y hecho. Revertir la diabetes requiere paciencia y disciplina. Vale la pena luchar, se lo aseguro. Después de este libro, puede sentir que necesite saber más acerca de su condición, así que siéntese libre de observarse, pregunte a los profesionales si es necesario, lea libros y no se olvide de registrar su progreso y sus hallazgos.

En cuanto a su comida, no permite que lo que pone en su comida le impida disfrutarla. El hecho de que usted tenga diabetes no significa que tenga una vida sin dulzura. Explore las posibilidades, y seguramente lo ayudará a sobrellevarlo y eventualmente a revertirlo.

¡Gracias por comprar este libro!

Últimas palabras

¡Gracias nuevamente por comprar este libro! Realmente espero que este libro pueda ayudarle. El siguiente paso es que se una a nuestro boletín informativo por correo electrónico para recibir actualizaciones sobre cualquier próximo lanzamiento o promoción de un nuevo libro.

¡Usted puede registrarse de forma gratuita y, como beneficio adicional, también recibirá nuestro libro *"Errores de salud y de entrenamiento físico que no sabe que está cometiendo"*, completamente gratis.*"!* Este libro analiza muchos de los errores de entrenamiento físico más comunes y desmitifica muchas de las complejidades y la ciencia de ponerse en forma. ¡Tener todo este conocimiento y ciencia de la actividad física organizados en un libro paso a paso le ayudará a comenzar en la dirección correcta en su viaje de entrenamiento!Para unirse a nuestro boletín gratuito por correo electrónico y tomar su libro gratis, visite el enlace y regístrese:

www.hmwpublishing.com/gift

Finalmente, si usted ha disfrutado este libro, me gustaría

pedirle un favor. ¿Sería tan amable de dejar una reseña

para este libro? ¡Podría ser muy apreciado!

¡Gracias y mucha suerte!

Sobre el co-autor

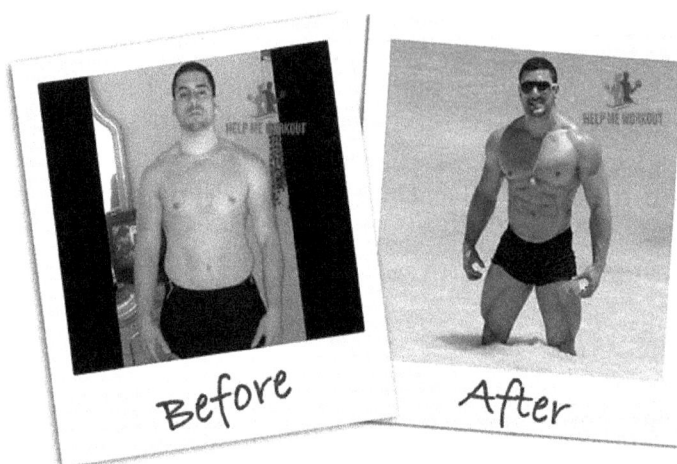

Before   After

Mi nombre es George Kaplo; Soy un entrenador personal certificado de Montreal, Canadá. Comenzaré diciendo que no soy el hombre más grande que conocerá y este nunca ha sido mi objetivo. De hecho, comencé a entrenar para superar mi mayor inseguridad cuando era más joven, que era mi autoconfianza. Esto se debió a mi altura que medía sólo 5 pies y 5 pulgadas (168 cm), me empujó hacia abajo para intentar cualquier cosa que siempre quise lograr en la vida. Puede que usted esté pasando por algunos desafíos en este momento, o simplemente puede querer ponerse en forma, y ciertamente puedo relacionarme.

Después de mucho trabajo, estudios e innumerables pruebas y errores, algunas personas comenzaron a notar cómo me estaba poniendo más en forma y cómo comenzaba a interesarme mucho por el tema. Esto hizo que muchos amigos y caras nuevas vinieran a verme y me pidieran consejos de entrenamiento. Al principio, parecía extraño cuando la gente me pedía que los ayudara a ponerse en forma. Pero lo que me mantuvo en marcha fue cuando comenzaron a ver cambios en su propio cuerpo y me dijeron que era la primera vez que veían resultados reales. A partir de ahí, más personas siguieron viniendo a mí, y me hizo darme cuenta después de tanto leer y estudiar en este campo que me ayudó pero también me permitió ayudar a otros. Ahora soy un entrenador personal certificado y he entrenado a muchos clientes que han logrado conseguir resultados sorprendentes.

Hoy, mi hermano Alex Kaplo (también Entrenador Personal Certificado) y yo somos dueños y operadores de esta empresa editorial, donde traemos autores apasionados y expertos para escribir sobre temas de salud y ejercicio. También tenemos un sitio web de ejercicios en línea llamado "HelpMeWorkout.com" y me gustaría conectarme con usted invitándole a visitar el sitio web en la página siguiente y registrarse en nuestro boletín electrónico (incluso obtendrá un libro gratis).

Por último, si usted está en la posición en la que estuve una vez y quiere orientación, no lo dude y pregúnteme ... ¡Estaré allí para ayudarle!

Su amigo y entrenador,

George Kaplo

Entrenador Personal Certificado

Consigua otro libro gratis

Quiero agradecerle por comprar este libro y ofrecerle otro libro (largo y valioso como este libro), "Errores de salud y de entrenamiento físico que no sabe que está cometiendo", completamente gratis.

Visite el siguiente enlace para registrarse y recibirlo: www.hmwpublishing.com/gift

En este libro, voy a desglosar los errores más comunes de salud y de entrenamiento físico, probablemente estés cometiendo en este momento, y le revelaré cómo puede llegar fácilmente a la mejor forma de su vida.

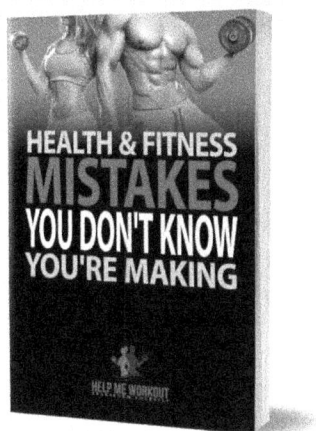

Además de este valioso regalo, también tendrá la oportunidad de obtener nuestros nuevos libros de forma gratuita, participar en sorteos y recibir otros correos electrónicos de mi parte. De nuevo, visite el enlace para registrarse: **www.hmwpublishing.com/gift**

---

con algún tipo de garantía garantizada.

Las marcas comerciales que se utilizan son sin consentimiento, y la publicación de la marca comercial es sin el permiso o el respaldo del propietario de la marca comercial. Todas las marcas comerciales y marcas dentro de este libro son sólo para fines de aclaración y pertenecen a los propios propietarios, no están afiliados a este documento.

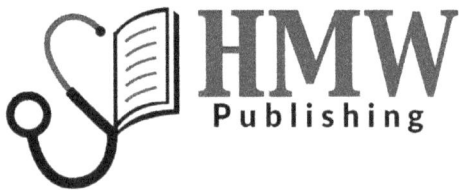

Para más libros visite:

HMWPublishing.com